Algen
natürliche Quelle der Vitalität

Marion Zerbst
Mireille Jochum-Guillou

Algen
natürliche Quelle
der Vitalität

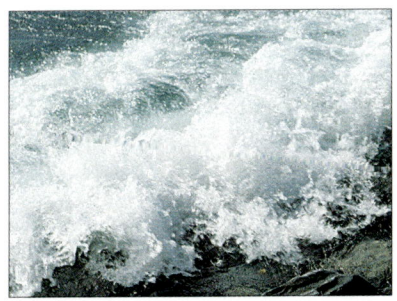

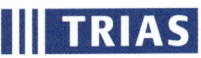

Die Deutsche Bibliothek – CIP-Einheitsaufnahme
Zerbst, Marion:
Algen – natürliche Quelle der Vitalität : Süßwasser- und Meeresalgen ; so nutzen Sie die Energiespender für mehr Fitness, Schönheit und ein langes aktives Leben / Marion Zerbst ; Mireille Jochum-Guillou. – Stuttgart : TRIAS, 1998
    (TRIAS natürlich gesund)

Redaktion und Gestaltung: Werner Waldmann
Research: Karolina Stuhec
Korrektur: Karl Beer, Andrew Leslie
DTP-Supervisor: Bernd Hirschmeier
Umschlaggestaltung: Cyclus · D+P Loenicker, Stuttgart
Fotos: Cover vorne Okapia (1); Mireille Jochum-Guillou (6), WZ Media (19), Silvestris (1), Jürgen Freund/Okapia (1), Sanatur (1)
Konzeption und Produktion: WZ Media, Stuttgart
Reproduktion: Konzept Verlag
Druck: Westermann Druck, Zwickau

© 1998 Georg Thieme Verlag,
Rüdigerstraße 14,
D-70469 Stuttgart

ISBN 3–89373–432–5

Leserservice

Wenn Sie Fragen oder Anregungen
zu diesem Buch haben, schreiben Sie uns!

TRIAS Verlag
Postfach 30 11 20, D-70451 Stuttgart

Inhalt

Algen – wertvoll für Gesundheit und Schönheit

Wir alle haben schon einmal die Erfahrung gemacht, dass wir uns nach einem Urlaub am Meer plötzlich wie neugeboren fühlten. Man ist weniger gestresst und nicht mehr so anfällig für Infektionen, kann besser schlafen und hat ganz einfach das Gefühl, neue Kraft und Energie getankt zu haben. Rheumatische Beschwerden und Hauterkrankungen wie Psoriasis oder Neurodermitis sind nach einem solchen Meeresurlaub oft wie weggeblasen. Auch das Gewebe fühlt sich straffer an, die Haut ist glatter und hat einen seidig schimmernden Glanz.

„Schuld" daran sind neben dem Meeresklima und dem Aufenthalt an der frischen Luft die zahlreichen gesundheitsfördernden Substanzen des Meerwassers. Die vielen wertvollen Mineralien und Spurenelemente regen Durchblutung und Stoffwechsel an, machen uns fit und vital.

Meeresalgen sind in der Lage, diese wertvollen Inhaltsstoffe des Ozeans in ihren Zellen in hoch konzentrierter Form zu speichern. Deshalb sind Algen für unsere Gesundheit und Schönheit so wertvoll.

Sie enthalten hochwertiges Eiweiß und fast alle Vitamine, Mineralien und bioaktiven Substanzen, die unser Körper braucht. Durch falsche Ernährung verursachten Mangelerscheinungen kann man daher mit Algen wirksam vorbeugen. Außerdem ist mittlerweile wissenschaftlich erwiesen, dass diese genügsamen Wasserpflanzen, die nichts anderes zum Leben brauchen als das Meerwasser, aus dem sie sich ihre Nährstoffe herausfiltern, unseren Stoffwechsel anregen, den Organismus entschlacken und entgiften, Blutdruck und Cholesterinspiegel senken und auf diese Weise Herz-Kreislauf-Erkrankungen vorbeugen. Und nicht nur

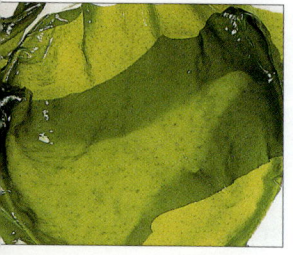

Die bizarre Welt der Algen: wunderschöne, fremdartige Gebilde

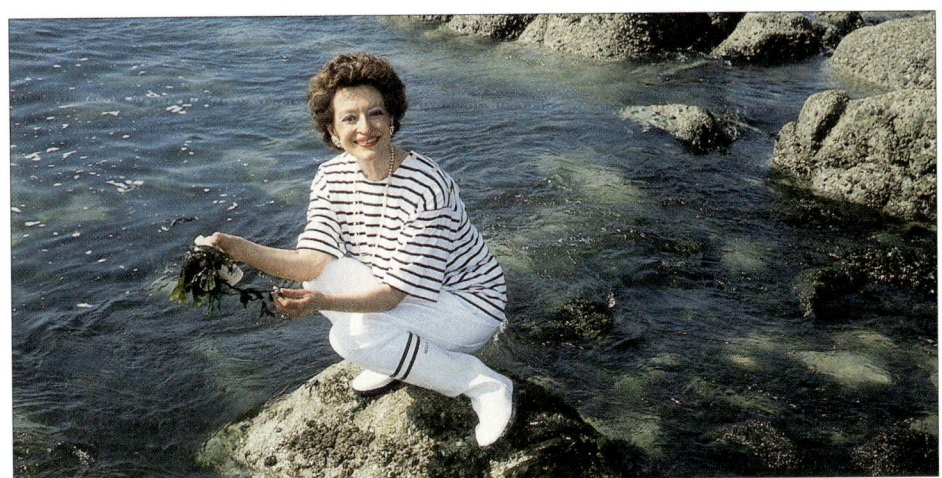

Mireille Jochum-Guillou gilt als anerkannte Algenforscherin. Neben einem Laboratorium in der Bretagne unterhält sie die Firma Thalasso Plus, die Algenpräparate produziert und vertreibt.

das: Algen schützen auch vor verschiedenen Krebserkrankungen, aktivieren das Immunsystem, wirken gegen Viren und Bakterien und helfen bei Durchfallerkrankungen und Magengeschwüren.

In diesem Buch erfahren Sie alles über Meeresalgen: was für Nahrungsergänzungsmittel auf Algenbasis es gibt, wie Sie aus Meeresgemüse köstliche Gerichte zaubern und wie Sie mit Algen Ihren täglichen Jodbedarf decken können.

Außerdem stellen wir Ihnen in unserem Buch eine Therapieform vor, bei der Meer- oder Thermalwasser in Kombination mit Algenpräparaten zur Behandlung verschiedenster Erkrankungen eingesetzt wird: Rheuma, Verdauungsprobleme, Durchblutungsstörungen und Hauterkrankungen. Aber auch in der Kosmetik kann man mit der Thalassotherapie wahre Wunder bewirken – beispielsweise bei der Unterstützung einer Gewichtsreduktionsdiät, bei Zellulitis, Hautalterung, zu fettiger oder zu trockener Haut und Haarproblemen.

Ein ausführlicher Adressenteil informiert über Algen-Bezugsquellen, Informationsstellen, Ärzte und Kurzentren, die eine Thalassotherapie durchführen.

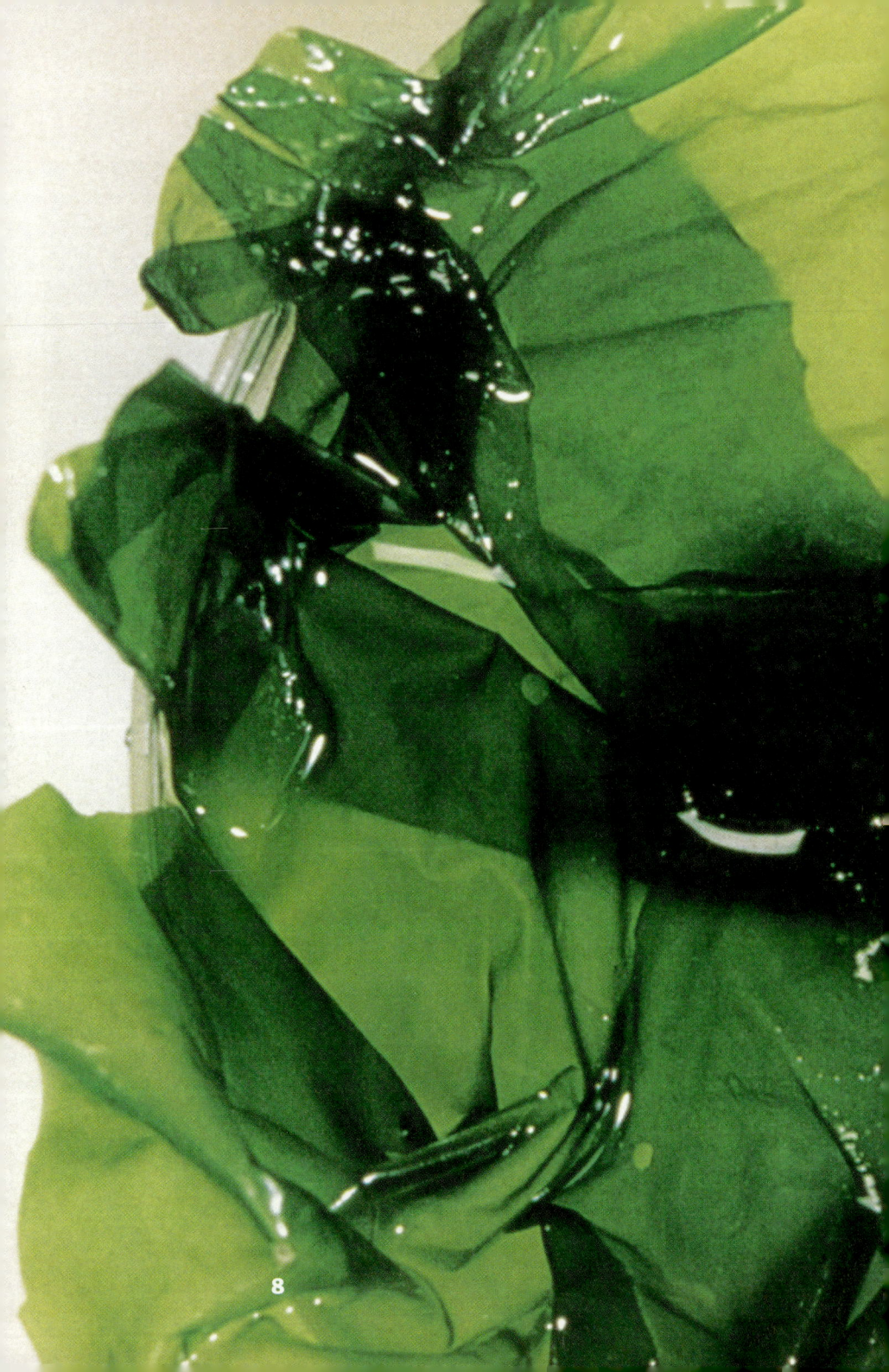

Fit und gesund durch Algen

In China und Japan ist die gesundheits-
fördernde Wirkung der Algen schon seit
langem bekannt. Zum Glück werden sie jetzt
in zunehmendem Maße auch bei uns entdeckt.
Es gibt kaum ein Nahrungsmittel, das so viele
wertvolle Vitamine, Mineralien und Spurenelemente enthält wie Algen. Außerdem beugen
sie Krebs und Herz-Kreislauf-Erkrankungen
vor, entfernen Giftstoffe aus dem Körper,
stärken unser Immunsystem und schützen vor
Strahlenschäden. Grund genug, diese geballte
Ladung Gesundheit und Vitalität regelmäßig
in unseren Speiseplan einzubauen!

In anderen Erdteilen werden Algen schon seit langem nicht nur als Delikatesse geschätzt, sondern auch zu verschiedenen therapeutischen Zwecken eingesetzt. Die Chinesen und Hindus behandelten Menschen, die an einem Kropf litten, schon vor Jahrhunderten erfolgreich mit Meeresalgen. In den Anden nahm man Asche von Braunalgen zur Bekämpfung von Mineralstoffmangel ein; und vom Speisezettel der Japaner war Meeresgemüse noch nie wegzudenken.

In den meisten westlichen Ländern dagegen führten die Algen noch bis vor kurzem ein Schattendasein. Erst in den letzten Jahrzehnten gewinnen sie allmählich auch bei uns immer mehr Anhänger: Nach den Pizzerien, den griechischen und türkischen Gaststätten begannen nach und nach auch diverse exotische Restaurants wie Pilze aus dem Boden zu schießen; man wurde offener für fremdartige kulinarische Genüsse und entdeckte in Japan-Restaurants und Sushi-Bars staunend, dass dieses grüne Gemüse aus dem Ozean, richtig zubereitet, eine wahre Köstlichkeit ist. Außerdem erschienen immer häufiger Artikel in Gesundheitsmagazinen, die auf die wertvollen Inhaltsstoffe und die vielfältigen gesundheitsfördernden Wirkungen dieses Nahrungsmittels aufmerksam machten.

Mit rund 2,5 bis 3 kg Trockengewicht pro Einwohner und Jahr liegen die Japaner, was den Algenverzehr angeht, eindeutig an der Spitze.

Inzwischen liegen zahlreiche medizinische Studien vor, die eindeutig beweisen, wie gesund Algen sind. Mediziner führen die Tatsache, dass Japaner viel seltener an Herzinfarkt, Schlaganfall und Krebs erkranken als wir Menschen in den westlichen Industrienationen, zum großen Teil auf ihre Ernährung zurück, die fett- und fleischärmer ist und dafür einen höheren Prozentsatz an vitamin- und ballaststoffreichem Gemüse – nicht zuletzt an Meeresgemüse – enthält. Aus dem gleichen Grund haben Japaner auch weniger Probleme mit Fettleibigkeit und Zellulitis als wir; und sicherlich spielen die Algen, die den menschlichen Organismus mit fast allen lebensnotwendigen Mineralien und anderen wichtigen Stoffen versorgen, auch eine Rolle dabei, dass die Japaner in der Regel eine schöne Haut und festes, kräftiges Haar haben.

Doch auch in Japan wird nicht immer und überall nur gesund gelebt. Im Jahr 1927 ging Professor Kondo von der Oohohu-Universität der Frage nach, warum die Menschen in manchen Gegenden Japans viel älter werden und auch länger fit und gesund bleiben als in anderen. Er stellte fest: Auf den Inseln und in den Fischerdörfern, wo die Leute viel Fisch, Sojaprodukte und Meeresgemüse essen, ist die durchschnittliche Lebensdauer viel höher als in jenen Gegenden, in denen die Menschen sich hauptsächlich von Reis mit Sojasauce und eingelegtem Gemüse ernähren. Die Japaner mit der gesunden Fisch- und Meeresgemüse-Ernährung sterben seltener an Schlaganfällen und sind ganz allgemein vitaler und widerstandsfähiger gegen Krankheiten.

Bei den Japanern kommen Krebs und Herz-Kreislauf-Erkrankungen wie Arteriosklerose, Schlaganfall und Herzinfarkt viel seltener vor als bei uns. Mediziner führen das auf ihre gesündere Ernährung zurück.

Die Basis allen Lebens

Wir können es ihnen nachtun, indem wir Meeresgemüse in unseren Speisezettel einbauen oder regelmäßig Nahrungsergänzungsmittel auf Algenbasis einnehmen. Schon allein der Blick auf die lange Liste der wertvollen Inhaltsstoffe wird selbst den größten Algen-Skeptiker überzeugen.

Algen sind die Grundlage allen Lebens. Sie gehören zu den ersten pflanzlichen Lebewesen, die im Ozean, der früher die ganze Erdoberfläche bedeckte, existierten und aufgrund ihrer Fähigkeit zur Photosynthese Sonnenlicht in chemische Energie umwandelten. Von diesen Pflanzen ernährten sich wiederum die ersten Tiere des Meeres; das heißt, ohne Algen hätte überhaupt kein tierisches Leben entstehen können, und auch uns Menschen gäbe es nicht ohne sie.

„Alles Leben stammt aus dem Meer", sagte schon der griechische Arzt Hippokrates vor über 2000 Jahren. Er hatte Recht, und zwar – wie wir heute wissen – gleich in zweierlei Hinsicht: Der Ozean ist nicht nur die Wiege allen Lebens, sondern im Meerwasser ist auch eine ungeheure Vielfalt lebenswichtiger Nährstoffe in äußerst konzentrierter Form gelöst.

Der ganze Nährstoffreichtum des Ozeans ist in Meeresalgen in hoch konzentrierter Form vorhanden; wir brauchen nur zuzugreifen.

Algen tun ihr Leben lang nichts anderes, als diese kostbaren Nährstoffe in sich aufzunehmen. Deshalb sind in ihnen die Wirkstoffe vieler Tausender Liter Meerwasser enthalten. Algen bieten uns in leicht verdaulicher, kalorienarmer Form fast alle Proteine, Vitamine, Mineralien und Spurenelemente, die unser Körper zum Leben braucht – und infolge unserer heutigen häufig recht einseitigen Ernährung (Fast-Food-Unkultur, zu viel Fleisch und Wurst, zu wenig Obst und Vollkornprodukte) leider oft nicht mehr bekommt.

Ein hochwertiger Eiweißlieferant

Zunächst einmal liefern Algen unserem Organismus alle Aminosäuren, die er braucht, um richtig zu funktionieren. Aminosäuren sind die Bausteine, aus denen das lebenswichtige **Eiweiß (Protein)** sich zusammensetzt. Unsere Gewebe und Organe bestehen zum größten Teil aus Eiweiß; dieses wiederum ist aus 20 verschiedenen Aminosäuren aufgebaut. Manche Aminosäuren kann der Körper selbst herstellen, andere muss er mit der Nahrung aufnehmen. Diese werden daher als essenzielle (unentbehrliche) Aminosäuren bezeichnet – denn wenn nur eine einzige davon fehlt, kann unser Körper das lebensnotwendige Eiweiß nicht synthetisieren.

Algen enthalten alle essenziellen Aminosäuren in optimaler Zusammensetzung und sind damit ein ebenso hochwertiger Eiweißlieferant wie tierische Nahrung. Viele Menschen wenden sich – abgeschreckt von den zahlreichen Horrormeldungen über tierische Nahrungsmittel (BSE, Hormon- und Schadstoffbelastung in Fleisch, Eiern und Milch, grausame Massen-Tiertransporte) – immer mehr einer vegetarischen Ernährung zu. Gerade sie müssen auf eine ausreichende Eiweißzufuhr achten und sollten neben anderen hochwertigen pflanzlichen Proteinquellen wie beispielsweise Soja auch Meeresgemüse in ihren Speiseplan einbauen.

Sojaprodukte und Algen gehören zu den wenigen hochwertigen pflanzlichen Proteinquellen, die alle essenziellen Aminosäuren liefern, und sollten daher auf dem Speisezettel des Vegetariers nicht fehlen.

Mehr Vitamin C als in Orangen

Ganz beachtlich ist auch der Vitamingehalt, den Algen selbst dann noch haben, wenn man sie – wie es in unseren Breiten in der Regel der Fall ist – in getrocknetem Zustand kauft. An **Vitamin C** läuft das Gemüse mit dem aparten Meeresgeschmack selbst Zitrusfrüchten mühelos den Rang ab: Die würzige rote Meeresalge Dulse und die Nori-Algen (jene dunkelgrünen Algenblätter, in die die leckeren Sushi-Häppchen eingewickelt werden) haben, wenn sie luftdicht und lichtgeschützt gelagert werden, ungefähr anderthalbmal mehr Vitamin C als Orangen.

Was ihren Gehalt an Vitaminen des B-Komplexes angeht, können Algen es durchaus mit Fleisch und Milchprodukten aufnehmen: Sie enthalten unter anderem

Vitamin B$_1$ (Thiamin – ein Top-Energielieferant und außerdem wichtig für die Nerven), **Vitamin B$_2$ (Ribofla-vin** – ebenfalls unentbehrlich für gute Nerven, Fitness und Vitalität), **Vitamin B$_6$ (Pyridoxin** – beteiligt an Ei-weißaufbau und Zellteilung, außerdem eine Stütze für unser Immunsystem) und **Niacin** (erstens unerlässlich für die Informationsübertragung zwischen den Nerven-zellen, zweitens wichtig für den Feuchtigkeitshaushalt unserer Haut).

Die wichtigsten Antioxydantien sind Vitamin C und E sowie Betakarotin (auch als „Provitamin A" bezeichnet).

Vitamin A liegt in den Algen – wie übrigens in jedem grünen Gemüse – in Form der Vitamin-Vorstufe **Beta-karotin** reichlich vor. Ebenso wie Vitamin C gehört Be-takarotin zu den Antioxydantien. Das sind Vitamine und andere Substanzen in unserer Nahrung, die die gefährli-chen freien Radikale unschädlich machen – aggressive Sauerstoffverbindungen, die tagtäglich unsere Zellen attackieren und schädigen. Deshalb ist es besonders wichtig, immer genügend von diesen Antioxydantien zu sich zu nehmen; ohne sie haben wir ein erhöhtes Krebs-, Herzinfarkt- und Schlaganfallrisiko, altern schneller und sind außerdem weniger leistungsfähig und anfälliger für Infektionen.

Den freien Radikalen rückt auch **Vitamin E** zuleibe, das in einigen Algen ebenfalls reichlich enthalten ist. Außerdem sind manche Algen eine wichtige Quelle für **Vitamin K**, das Blutungen zum Stillstand bringt und am Aufbau unserer Knochen und Gewebe beteiligt ist.

Das Fitness-Gemüse mit dem aparten Meeresaroma

Kaum ein Gemüse ist so reich an Mineralien und Spu-renelementen wie die Algen. Mit ihnen nehmen wir im wahrsten Sinne des Wortes die geballte Kraft des Ozeans in uns auf: Kalium, Calcium, Magnesium, Eisen, Mangan und Zink – es gibt kaum etwas, was das Meeresgemüse nicht zu bieten hätte. Besonders positiv ist der hohe Gehalt an **Kalium** (wichtig fürs Herz und für Menschen mit zu hohem Blutdruck) und der geringe Natriumgehalt. (In unserer Zivilisationskost ist ohnehin meistens eher zu viel als zu wenig Salz enthalten.) **Zink** und **Selen** stärken die Abwehrkräfte; **Magnesium** hilft, Stress besser zu verkraften, und hemmt die Gerinnungstendenz des Blutes, schützt also vor Herzinfarkt und Schlaganfall.

Kalium ist der Gegenspieler des Natriums: Es schwemmt Wasser aus unserem Gewebe heraus, während Natrium die Flüssigkeitsausscheidung hemmt und – bei Menschen, die zu viel Kochsalz zu sich nehmen – häufig den Blutdruck in die Höhe treibt.

Der Reichtum an Mineralstoffen, Spurenelementen und Vitaminen ist das „Erfolgsgeheimnis" der Algen: Deshalb haben sie eine so ungeheuer vitalisierende Wirkung. Sie versorgen unsere Zellen mit allem, was sie brauchen, und gleichen – regelmäßig eingenommen – so manchen Mangel aus, von dem wir vielleicht gar nichts ahnten. Denn wirklich ausgeprägte Mangelerscheinungen kommen in unserer westlichen Wohlstandsgesellschaft selten vor; ein leichter Mangel an bestimmten Vitaminen, Mineralien und anderen Biostoffen ist hingegen aufgrund ungesunder, einseitiger Ernährung ziemlich häufig. Vielfach äußert er sich „nur" in einer Müdigkeit, Lustlosigkeit und Niedergeschlagenheit, die wir uns nicht erklären können, in brüchigen Fingernägeln, kraft- und glanzlosem Haar oder Hautproblemen.

Daher fühlen viele Menschen, die beginnen, Algen in Form von Meeresgemüse oder Nahrungsergänzungsmitteln zu sich zu nehmen, sich nach ein paar Monaten plötzlich viel fitter und vitaler; sie haben mehr Energie, sind leistungsfähiger und weniger anfällig für Infektionskrankheiten. Der ganze Organismus regeneriert sich. Natürlich darf man keine Wunder erwarten. Aber nach

Was für uns Menschen gut ist, macht übrigens auch Pflanzen glücklich: Wegen des großen Nährstoffreichtums der Algen wurden viele Dünger auf Algenbasis entwickelt. Wir können unseren Zimmerpflanzen etwas Gutes tun, wenn wir sie mit dem Koch- oder Einweichwasser von Algen gießen.

einem bis zwei Monaten zeigen sich meist schon die ersten positiven Wirkungen einer solchen „Algen-Kur“: Man fühlt sich rundum wohler, Haut und Haare sind schöner und kräftiger, viele Hautprobleme wie Akne oder Ekzeme verschwinden wie von selbst oder werden zumindest gelindert.

Die ideale Nahrung für Vegetarier

Viele Inhaltsstoffe der Algen sind für Vegetarier besonders wichtig. Zwar tun Menschen, die sich fleisch- und fischlos ernähren, grundsätzlich ihrer Gesundheit etwas Gutes; es ist erwiesen, dass sie seltener an Krebs, Herzinfarkt und Schlaganfällen erkranken. Doch besteht bei Menschen, die ausschließlich pflanzliche Nahrung zu sich nehmen, die Gefahr, dass mit der Zeit ein Mangel an bestimmten Nährstoffen entsteht, die hauptsächlich in tierischen Nahrungsmitteln enthalten sind. Deshalb müssen Vegetarier ganz besonders auf eine ausgewogene Ernährung achten.

Zunächst einmal haben sie ein erhöhtes Eisenmangel-Risiko; denn **Eisen** ist in tierischer Nahrung in größeren Mengen enthalten als in pflanzlicher, und der Körper kann das Eisen aus tierischen Nahrungsmitteln auch besser resorbieren. Bei Vegetarierinnen ist die Gefahr noch größer als bei ihren männlichen „Kollegen“; denn Frauen verlieren jeden Monat bei der Menstruation viel Blut und damit jede Menge Eisen, und auch Schwangere haben einen erhöhten Eisenbedarf. Groß ist die Gefahr eines Eisenmangels auch bei einseitigen Schlankheitsdiäten.

Ein Mangel an Eisen aber ist verhängnisvoll, denn dieses Mineral ist für uns lebenswichtig: Eisen ist Bestandteil des roten Blutfarbstoffs (Hämoglobin), der die

Aufgabe hat, Sauerstoff aus unseren Lungen in alle Zellen unseres Körpers zu transportieren. Haben wir nicht genügend davon, so ist die Sauerstoffversorgung unserer Zellen nicht mehr gewährleistet.

Durch eine Blutuntersuchung kann der Arzt leicht feststellen, ob Sie an Eisenmangel leiden oder nicht.

Eisenmangel ist in unseren Breiten die häufigste Mangelerscheinung. Die ersten Symptome sind Blässe, Müdigkeit, Abgeschlagenheit und erhöhte Infektanfälligkeit; man neigt zu Kopfschmerzen, ist nervös und reizbar, körperlich nicht mehr belastbar und ermüdet rasch. Auch spröde Haut, Einrisse in den Mundwinkeln und brüchiges Haar sind typische Merkmale einer Eisenmangel-Anämie (Blutarmut). Bei schwangeren Frauen tritt sie besonders häufig auf, und dann ist auch die Gesundheit des ungeborenen Kindes gefährdet: Die Frühgeburtenrate steigt an; außerdem kommen Babys von Müttern, die während der Schwangerschaft mit Eisen unterversorgt waren, häufig mit Untergewicht zur Welt.

Doch nun kommt die gute Nachricht: Wer regelmäßig Meeresgemüse verzehrt – und es brauchen gar keine großen Mengen zu sein –, läuft kaum jemals Gefahr, einen Eisenmangel zu entwickeln. Algen enthalten nämlich sehr viel Eisen, das unser Körper aufgrund ihres hohen Vitamin-C-Gehalts auch besonders gut aufnehmen kann. Natürlich gibt es auch hier von Art zu Art Unterschiede: Mit 150 beziehungsweise 100 mg Eisen pro 100 g Trockengewicht liegen Dulse und Kombu an der Spitze; danach folgen Hijiki (29 mg) und Nori (23 mg).

Andere gute pflanzliche Eisenquellen sind Sesamkörner, Weizenkeime, Sonnenblumenkerne, Linsen, Petersilie und Getreideprodukte wie Haferflocken, Roggenbrot und Weizenkleie.

Veganer – das sind Vegetarier, die sich nicht nur fisch- und fleischlos ernähren, sondern auch keine Eier und keine Milch zu sich nehmen – sind besonders calciummangelgefährdet. Milch und Milchprodukte gehören nämlich zu den wichtigsten **Calcium**quellen – so wichtig, dass ihr regelmäßiger Verzehr als Vorbeugung gegen

*Man unterscheidet
Ovo-Lacto-Vegetarier
(die zwar weder Fleisch
noch Fisch, aber Eier
und Milchprodukte zu
sich nehmen), Lacto-
Vegetarier (essen Milch
und Milchprodukte,
aber keine Eier) und
Veganer, die alle Nah-
rungsmittel tierischer
Herkunft ablehnen.*

Osteoporose empfohlen wird. Leider kommt auch Calciummangel bei uns relativ häufig vor, und das ist gefährlich, denn dieser Mineralstoff ist ein unverzichtbarer Baustein von Zähnen und Skelett. Sinkt der Calciumspiegel im Blut ab, so holt der Körper sich das lebenswichtige Mineral aus den Knochen; deshalb droht bei einer dauerhaften Unterversorgung mit Calcium Osteoporose. Bei dieser Erkrankung werden die Knochen mit der Zeit immer poröser und brüchiger; durch einen Verlust an Calcium nimmt die Knochendichte ab. Die Folge ist eine erhöhte Neigung zu Knochenbrüchen; vor allem Oberschenkelhalsfrakturen und Brüche der Wirbelkörper kommen häufig vor. Die Verformung der Wirbel kann zu heftigen Schmerzen führen und die Bewegungsfähigkeit mit der Zeit stark einschränken.

Ältere Menschen und Frauen nach den Wechseljahren sind besonders stark betroffen. Denn während der Wechseljahre stellen die Eierstöcke die Produktion des weiblichen Geschlechtshormons Östrogen ein, das unter anderem für den Transport des Calciums in die Knochen zuständig ist; und ältere Menschen können Calcium aus der Nahrung nicht mehr so gut aufnehmen. Daher müssen gerade Senioren, Frauen nach den Wechseljahren und Veganer auf eine calciumreiche Ernährung achten.

Für Veganer ist Meeresgemüse das ideale Nahrungsmittel, um einem Calciummangel vorzubeugen. In Japan, wo die Menschen kaum Milch oder Milchprodukte verzehren, der Algenkonsum aber dafür so hoch ist wie in keinem anderen Land, kommt Osteoporose so gut wie gar nicht vor. Mit 1300 bis 1400 mg Calcium pro 100 g Trockengewicht sind Hijiki und Wakame am calciumreichsten; danach folgen Arame mit 1170 und Kombu mit 800 mg. (Zum Vergleich: Vollmilch – eine der

wichtigsten Calciumquellen – enthält nur 120 mg pro
100 g.) Die Deutsche Gesellschaft für Ernährung empfiehlt Jugendlichen und Erwachsenen eine Aufnahme
von 800 bis 900 mg Calcium pro Tag; Schwangere und
Stillende sollten 1200 mg, Frauen nach den Wechseljahren 1500 mg zu sich nehmen. Mit Meeresgemüse können
wir unseren Tagesbedarf mühelos decken.

Eine weitere lebenswichtige Substanz, die Vegetarier
– und auch hier wieder vor allem die Veganer – ihrem
Körper oft nicht in ausreichender Menge zuführen, ist
das **Vitamin B$_{12}$ (Cobalamin)**. Dieses Vitamin, das normalerweise nur in tierischen Lebensmitteln (Leber,
Fleisch, Fisch, Meeresfrüchten, Milchprodukten) vorkommt, ist für die Blutgerinnung und die Blutbildung im
Knochenmark zuständig und spielt außerdem eine wichtige Rolle für die Gesundheit unseres Nervensystems und
unserer Psyche. Ein Cobalaminmangel äußert sich in
Blutarmut (Anämie) und vermehrter Blutungsneigung
(weil dann die Blutgerinnung beeinträchtigt ist), Müdigkeit, Konzentrationsschwäche, Depressionen und nervö-
ser Reizbarkeit. Im Spätstadium treten sogar Gedächtnis-
schwäche und schwere psychische Störungen auf.

Veganern droht ein Mangel an Vitamin B$_{12}$, das normalerweise nur in tierischer Nahrung vorkommt. Doch auch in Algen ist es enthalten. Daher sollten Veganer regelmäßig Meeresgemüse essen.

Da der Mensch das lebensnotwendige Vitamin B$_{12}$ in
sehr großen Mengen in der Leber speichert, tritt ein Mangel bei Unterversorgung mit diesem Vitamin meist erst
nach vielen Jahren auf; so lange können wir von unseren
Vorräten zehren. Bei Menschen, die sich seit Jahren
streng vegan ernähren, können sich mit der Zeit also
schon Mangelerscheinungen entwickeln. Wissenschaftliche Untersuchungen in Japan haben gezeigt, dass viele
Veganer einen zu niedrigen Vitamin-B$_{12}$-Spiegel im Blut-
serum haben. Bei denjenigen, die regelmäßig jeden Tag
2 bis 4 g Nori-Algen zu sich nahmen, waren jedoch keine

solchen Mangelerscheinungen festzustellen. Zwar kann das Vitamin B_{12} aus Meeresalgen vermutlich nicht ganz so gut resorbiert werden wie aus tierischer Nahrung; dennoch ist es – regelmäßig eingenommen – das einzige Nahrungsmittel, das die Cobalamin-Versorgung bei Veganern wirklich sicherstellen kann.

Ohne Jod läuft unser Stoffwechsel auf Sparflamme

Das Meer ist die reichste Jodquelle, die es gibt. Deshalb leiden Menschen, die am Meer wohnen, auch selten an Jodmangel: Denn sie essen meistens viel Fisch und Meeresfrüchte, in denen das für uns so wichtige Spurenelement reichlich enthalten ist. Und nicht zuletzt dringt das Jod, wenn wir im Meer baden, auch durch die Haut in unser Gewebe ein und regt Durchblutung und Stoffwechsel an. Deshalb wirkt ein Urlaub am Meer auf „Landratten" so regenerierend und belebend.

Auch Deutschland gehört zu den Jodmangel-Ländern.

Viele Menschen im Binnenland leiden nämlich an Jodmangel, ohne es zu wissen. Der Grund: Unsere Böden sind zu jodarm. Während der letzten Eiszeit hat das Schmelzwasser der Gletscher das Jod aus dem Boden in die Meere geschwemmt. Hinzu kommt, dass die Ackerböden durch jahrzehntelange intensive landwirtschaftliche Nutzung ausgelaugt sind. Daher enthalten die pflanzlichen Produkte, die wir anbauen, zu wenig Jod. Das Gleiche gilt natürlich auch für das Fleisch des Nutzviehs, das sich von diesen Pflanzen ernährt. Und so läuft der Mensch, der am Ende dieser Nahrungskette steht, ernstlich Gefahr, seinem Körper zu wenig Jod zuzuführen, wenn er nicht sehr viel Fisch und Meeresfrüchte (oder Meeresgemüse) isst.

Die Folgen eines Jodmangels können gravierend sein, denn unsere Schilddrüse braucht dringend Jod, um daraus die Hormone Thyroxin und Trijodthyronin aufzubauen. Diese Schilddrüsenhormone steuern unseren Stoffwechsel – also zum Beispiel die Umwandlung von Nahrung in Energie, die Wärmeregulation unseres Körpers und bei Kindern und Jugendlichen auch das Wachstum und die körperliche Entwicklung. Reguliert wird die Hormonproduktion der Schilddrüse von der Hirnanhangsdrüse (Hypophyse) und einem Teil unseres Zwischenhirns, dem Hypothalamus; das ist gewissermaßen die „Kommandozentrale", die die Aktivität unserer Schilddrüse steuert und ihr sagt, wann und in welchen Mengen unser Körper Hormone benötigt.

Ohne Schilddrüsenhormone funktioniert unser Stoffwechsel nicht.

Was geschieht bei Jodmangel?

Führen wir unserer Schilddrüse nicht genügend Jod zu, so kann sie auch nicht genug von diesen lebenswichtigen Hormonen produzieren. Dann arbeitet unser Körper nur noch „auf Sparflamme": Der Energieumsatz ist vermindert. Und dementsprechend fühlen wir uns auch: Wir sind ständig müde, schlapp und energielos, haben zu nichts mehr Lust und frieren selbst in warmer Umgebung. Unsere Leistungsfähigkeit nimmt ab; die Infektionsanfälligkeit steigt.

Auch andere sehr unangenehme Symptome – von trockener Haut und Verstopfung bis hin zu Zyklusstörungen und Potenzproblemen – können selbst bei mäßigem Jodmangel schon auftreten. Und obwohl wir kaum Appetit haben, schnellt der Zeiger an der Waage beängstigend in die Höhe: Aufgrund des verlangsamten Stoffwechsels werden nämlich auch die Nahrungsmittel, die wir zu uns

Auch unsere Psyche ist beeinträchtigt, wenn die Schilddrüse nicht richtig arbeitet. Dann kann es zu Stimmungsschwankungen und anderen psychischen Problemen kommen.

Die chinesische Medizin war der unseren häufig um viele Jahrhunderte voraus: Shen nong shi – von den Chinesen liebevoll „Vater der Medizin" genannt – empfahl schon 2700 v. Chr., Schilddrüsenerkrankungen mit Meeresalgen zu behandeln.

nehmen, langsamer „verbrannt" – wir nehmen zu. Aber das ist leider noch nicht alles.

Um die Unterversorgung auszugleichen und trotz des Jodmangels genügend Hormone produzieren zu können, vergrößert die Schilddrüse sich – sie fängt an zu wuchern. Anfangs ist es nur eine leichte, weder sicht- noch tastbare Vergrößerung; doch bei ausgeprägtem Jodmangel und wenn die Unterversorgung über Jahre hinweg besteht, kann sich daraus auch ein größerer Kropf entwickeln. Das sieht nicht nur unschön aus, sondern kann auch gefährlich werden, denn ab einer gewissen Größe engt der Kropf Luft- und Speiseröhre ein und behindert dadurch das Schlucken und die Atmung. Außerdem kann daraus ein bösartiger Tumor entstehen.

Weltweit leiden laut Angaben der WHO rund 400 Millionen Menschen an einem Kropf. Auch Deutschland gehört zu den Jodmangel-Ländern: Bei zehn Prozent der Bevölkerung ist die Schilddrüse krankhaft vergrößert, und zwar so stark, dass sich die Veränderung bereits ertasten lässt. Zwei Millionen Deutsche schlucken täglich das Schilddrüsenhormon Thyroxin, weil ihre eigene Schilddrüse infolge Jodmangels nicht mehr genug davon produziert; und über 80 000 Menschen pro Jahr müssen sich in Deutschland wegen eines Kropfs einer Schilddrüsenoperation unterziehen – ein Eingriff, der sich durch richtige Ernährung leicht vermeiden ließe.

Nicht alle Menschen entwickeln bei Jodmangel einen Kropf. Dabei spielt auch die erbliche Veranlagung eine wichtige Rolle.

Frauen sind besonders gefährdet

Ohne ärztliche Untersuchung bemerkt man den Jodmangel lange Zeit oft gar nicht – das ist das Heimtückische daran. Anfangs ist die Schilddrüse nämlich nur ganz leicht vergrößert; und für Müdigkeit und Abgeschlagenheit haben die meisten Menschen in der heutigen Zeit eher die nahe liegende Erklärung „Stress und Überarbeitung" parat, statt auf die Idee zu kommen, dass bei ihrer Ernährung irgendein entscheidender Baustein fehlen könnte.

Vor allem Frauen sind jodmangelgefährdet; die weiblichen Geschlechtshormone (Östrogene) senken nämlich den Spiegel der Schilddrüsenhormone im Blut, und auch die Pille entzieht dem Körper Jod.

Besonders verhängnisvoll ist ein solcher unbemerkter Jodmangel während der Schwangerschaft. Schwangere haben einen besonders hohen Jodbedarf, da der Embryo von den Jodvorräten der Mutter zehrt. Nimmt sie zu wenig Jod zu sich, so steigt das Risiko für eine Fehl- oder Frühgeburt und auch für Komplikationen während der Geburt drastisch an. Außerdem drohen dem ungeborenen Kind Entwicklungsstörungen, vor allem im Bereich der Knochen und des Gehirns. Laut WHO kann bereits ein leichter Jodmangel die Intelligenzentwicklung eines Kindes um ganze zehn Prozent beeinträchtigen.

Viele Neugeborene kommen aufgrund einer Jodunterversorgung der Mutter bereits mit vergrößerter Schilddrüse auf die Welt. Deshalb sollte sich jede schwangere Frau auf Jodmangel untersuchen lassen. Im Bedarfsfall wird der Arzt ihr Jodidtabletten verschreiben. Beim Kind gehört es ohnehin zu den Routineuntersuchungen, dass der Arzt ein paar Tage nach der Geburt durch einen Bluttest prüft, ob es an einer Unterfunktion der Schilddrüse leidet, damit diese Funktionsstörung notfalls rasch behandelt werden kann.

Frauen wird es vielleicht besonders interessieren, dass Jod nicht nur gesund, sondern auch wichtig für die Schönheit ist: Denn dadurch, dass es den Stoffwechsel

Jodmangel während der Schwangerschaft ist vermutlich eine der wichtigsten Ursachen für Gehirnschäden und Entwicklungsverzögerungen des ungeborenen Kindes.

Kinder mit einer jodmangelbedingten Unterfunktion der Schilddrüse haben in der Schule häufig Lern- und Konzentrationsschwierigkeiten. Außerdem ist bei ihnen auch der Cholesterinspiegel erhöht, sodass die Gefahr einer vorzeitigen Arteriosklerose besteht.

Früher litten in Süddeutschland, wo traditionell wenig Fisch gegessen wird, mehr Menschen an einem Kropf als im Norden. Doch inzwischen gibt es auch an der Küste immer mehr Menschen mit krankhaft vergrößerter Schilddrüse.

ankurbelt, trägt es zu einer natürlichen Gewichtsabnahme und Entschlackung bei. Die Folge: Überflüssige Fettpölsterchen, Zellulitis und Hautunreinheiten verschwinden, die Haut wird klarer, schöner und straffer. Die Japaner – zumindest jene, die sich noch nicht im „westlichen" Stil ernähren, sondern auf traditionelle japanische Art mit wenig Fett, wenig Fleisch und viel Meeresgemüse – verdanken es sicherlich nicht zuletzt ihrer Ernährung, dass sie selten Gewichtsprobleme und Zellulitis, aber dafür schöneres, kräftigeres Haar als wir Europäer und bis ins hohe Alter eine glatte Haut haben.

Wer den Verdacht hat, an einer Unterfunktion oder sonstigen Störung der Schilddrüse zu leiden, sollte seinen Arzt darauf ansprechen. Der kann durch eine Blutuntersuchung nämlich leicht feststellen, ob sein Patient genügend Schilddrüsenhormone produziert; und eine Ultraschalluntersuchung der Schilddrüse gibt Aufschluss darüber, ob sie krankhaft vergrößert ist oder Knoten enthält.

Wie viel Jod brauchen wir eigentlich?

Tatsächlich benötigt unser Organismus nur sehr wenig Jod, denn Jod ist ein so genanntes Spurenelement – das heißt eine Substanz, von der wir täglich nur winzige Mengen aufnehmen müssen, die im Mikrogrammbereich liegen. Doch selbst an diesen kleinen Mengen fehlt es uns häufig. Laut Empfehlung der Deutschen Gesellschaft für Ernährung sollten Säuglinge 50 bis 80 Mikrogramm Jod pro Tag zu sich nehmen. Bei Kindern von einem bis neun Jahren beträgt die empfohlene Tagesmenge bereits 100 bis 140 Mikrogramm; Kinder ab zehn Jahren, Jugendliche und Erwachsene brauchen 180 bis 200 Mikrogramm. Bei schwangeren und stillenden Frauen ist der Jodbedarf noch viel höher: Sie sollten es schon auf 230 bis 260 Mikrogramm am Tag bringen.

Die Realität sieht leider ganz anders aus: In Deutschland nimmt kaum jemand so viel Jod zu sich, wie er eigentlich bräuchte. Statistische Untersuchungen haben gezeigt, dass die durchschnittliche Jodaufnahme bei Kindern 30 bis 40 und bei Erwachsenen 70 bis 80 Mikrogramm beträgt – wir haben also ein tägliches Joddefizit

Bestimmte pflanzliche Nahrungsmittel (z. B. Kohl, Sojaprodukte, Bambussprossen) hemmen die Jodaufnahme. Vegetarier sind daher besonders jodmangelgefährdet.

Ihre täglich benötigte Jodmenge

Altersgruppe	empfohlener Tagesbedarf Mikrogramm / Tag
Säuglinge bis 11 Monate	50–80
Kinder 1 bis 9 Jahre	100–140
Kinder ab 10 Jahre, Jugendliche und Erwachsene	180–200
Schwangere	230
Stillende	260
Tatsächliche Jodaufnahme	
Kinder	30–40
Erwachsene	70–80

Quelle: Deutsche Gesellschaft für Ernährung

Statistiken zeigen, dass wir weniger als die Hälfte unseres Tagesbedarfs an Jod decken.

von rund 120 Mikrogramm. Deshalb wird allgemein empfohlen, zum Kochen und Würzen jodiertes Speisesalz zu verwenden. Doch das allein reicht leider bei weitem noch nicht aus, um unsere Jodversorgung sicherzustellen. Ein Gramm Jodsalz enthält ungefähr 20 Mikrogramm Jod. Untersuchungen haben gezeigt, dass der Deutsche in der Küche im Durchschnitt etwa 2 g Salz pro Tag verbraucht;

davon nimmt er aber nur 1 g wirklich zu sich – der Rest geht während der Zubereitung der Speisen (beispielsweise mit dem Kochwasser) verloren. Mit dem jodierten Speisesalz führen wir unserem Körper also nur rund 20 Mikrogramm Jod pro Tag zu – etwa ein Zehntel unseres Tagesbedarfs.

Außerdem verwenden längst nicht alle Deutschen (nur rund 40 Prozent der Haushalte) jodiertes Salz; und viele Menschen – vor allem Berufstätige – nehmen einen Großteil ihrer Mahlzeiten außerhalb von zu Hause in Kantinen oder Gaststätten ein.

Zwar ist die Verwendung von jodiertem Speisesalz mittlerweile auch in Restaurants und in der Lebensmittelproduktion (etwa bei der Herstellung von Back- und Wurstwaren) erlaubt; doch vorgeschrieben ist sie bei uns im Gegensatz zu vielen anderen Ländern bis jetzt noch nicht. Schätzungen zufolge (Stand: 1994) würzen derzeit nur etwa fünf Prozent der Lebensmittelindustrie-Betriebe ihre Waren mit Jodsalz.

Besser wäre es ohnehin, dem Körper organisch gebundenes Jod zuzuführen, wie es in manchen Nahrungsmitteln enthalten ist, denn dieses Jod kann unser Organismus viel besser aufnehmen. Doch leider ist es kaum möglich, unseren Jodbedarf allein aus der Nahrung zu decken. Viel Jod enthalten vor allem Seefische, wobei Seelachs, Kabeljau, Schellfisch und Makrele an der Spitze liegen; aber auch Milch und Milchprodukte sind noch relativ jodreich. Für Vegetarier empfiehlt es sich, viel Brokkoli und Grünkohl zu verzehren.

Jede Woche oder alle 14 Tage einmal Fisch zu essen reicht noch lange nicht aus, um unseren Jodbedarf zu decken.

Aber auch das genügt noch nicht: Denn nur mit Seefisch wären wir in der Lage, durch eine Portion tatsächlich unseren Tagesbedarf an Jod zu decken. Das hieße dann allerdings, dass wir jeden Tag Schellfisch oder

Kabeljau essen müssten, und das wird wohl kaum jemand sehr lange durchhalten. Von den anderen jodhaltigen Nahrungsmitteln müssten wir schon unvorstellbare Mengen verzehren, um auf die erforderliche Tagesmenge Jod zu kommen: 35 Hühnereier beispielsweise oder 28,5 Liter Bier – was man nun wirklich niemandem guten Gewissens empfehlen kann.

Das heißt: Nur durch eine „Mischkalkulation" können wir es schaffen, unseren täglichen Jodbedarf zu decken. Eine ausgewogene Ernährung mit möglichst vielen jodreichen Nahrungsmitteln ist die beste Lösung des

In den Zeitschriften ist jede Woche von irgendeinem anderen Vitamin, Mineral oder Spurenelement die Rede, von dem wir angeblich zu wenig bekommen; nur über den Jodmangel wird kaum je etwas geschrieben. Dabei ist er eines unserer gravierendsten Ernährungsprobleme.

Gehalt an Nahrungsjod in Lebensmitteln

Lebensmittel	Jodgehalt (µ/ 100 g)	erforderliche Verzehrmenge / Tag*
Schellfisch	243	82 g
Kabeljau	120	166 g
Brokkoli	15	1,3 kg
Grünkohl	12	1,7 kg
Schweineleber	14	1,4 kg
Hühnerei	9,7	2,1 kg
Roggenbrot	8,5	2,4 kg
Weißbrot	5,8	3,4 kg
Edamer Käse	5,0	4,0 kg
Zitronensaft	5,0	4,0 l
Kartoffeln	3,8	5,3 kg
Vollmilch (Kuh)	3,3 (5,3)	6,0 (3,8) l
Äpfel	1,6	12,5 kg
Vollbier, hell	0,7	28,6 l

*um Empfehlung zu erreichen

Diese Tabelle zeigt, dass wir unseren Tagesbedarf an Jod nur mit bestimmten Fischarten decken könnten – aber dann müssten wir schon täglich eine Portion davon essen.

Problems. Die Deutsche Gesellschaft für Ernährung empfiehlt, mindestens zweimal pro Woche Seefisch zu essen. Das allein reicht zwar, wie wir inzwischen wissen, noch lange nicht aus; aber wenn wir zusätzlich darauf achten, auch noch möglichst viele andere jodhaltige Nahrungsmittel auf den Tisch zu bringen, schneiden wir in puncto Jodversorgung schon ganz gut ab.

Warum Meeresalgen im Reformhaus als Badezusatz verkauft werden

Ein wichtiges Element einer solchen ausgewogenen, jodreichen Ernährung könnten Meeresalgen sein; denn abgesehen von dem vielen Jod, das sie aus dem Meerwasser herausfiltern, enthalten sie, wie wir gesehen haben, ja auch noch zahlreiche andere wertvolle Inhaltsstoffe.

Die Sache hat jedoch leider einen kleinen Haken: Meeresgemüse enthält sehr große Mengen Jod – viel mehr als der jodreichste Seefisch.

Zu viel Jod, meinte das Bundesinstitut für gesundheitlichen Verbraucherschutz und Veterinärmedizin in Berlin vor ein paar Jahren und verbot kurzerhand den Verkauf von Meeresalgen als Nahrungsmittel. Und so findet man auf den Meeresgemüse-Packungen jetzt die Bezeichnung „Badezusatz" und den Hinweis: „Geben Sie 10 g Algen in einen Baumwollbeutel und legen Sie diesen ins Badewasser."

Bei Meeresgemüse-Fans wandern die Algen natürlich trotz dieser Gebrauchsanleitung nach wie vor in den Kochtopf. Wie kann man den Verzehr von Meeresalgen für gesundheitlich bedenklich halten, argumentieren sie, obwohl Deutschland doch nachweislich ein Jodmangelgebiet ist?

Doch gerade deshalb birgt der unkontrollierte Verzehr solcher Meeresalgen, wie sie in Naturkostläden angeboten werden, für den Menschen gewisse gesundheitliche Risiken. Bei chronischer Jod-Unterversorgung vergrößert sich unsere Schilddrüse nämlich nicht nur, sondern es können sich darin auch knotige Veränderungen bilden.

Einerseits kann es passieren, dass die Schilddrüsenzellen durch den ständigen „Stress", trotz zu geringer Jodzufuhr ausreichend Schilddrüsenhormone produzieren zu müssen, nach einiger Zeit so erschöpft sind, dass sie ihre Funktion einstellen. Solche Ansammlungen funktionsunfähiger Zellen in der Schilddrüse bezeichnet man als „kalte Knoten". Sie können sich zu bösartigen Tumoren auswachsen und müssen daher untersucht werden; Grund zu übermäßiger Beunruhigung sind sie zum Glück jedoch nicht, denn die meisten Knoten in der Schilddrüse sind harmlos.

Wesentlich problematischer sind dagegen schon die so genannten „heißen Knoten": Das sind Ansammlungen hyperaktiver Zellen, die die Schilddrüse als Reaktion auf das Jod-Unterangebot bildet. Diese Zellen versuchen den Jodmangel durch fieberhafte Aktivität auszugleichen; das heißt, sie reagieren nicht mehr auf die Befehle ihrer „Kommandostelle" im Gehirn, sondern produzieren völlig eigenmächtig eine Übermenge an Schilddrüsenhormonen. Dadurch kann mit der Zeit eine Schilddrüsenüberfunktion entstehen. Da diese Zellen sich von der Steuerung durch das Gehirn unabhängig gemacht haben, gewissermaßen also nicht mehr „gehorchen", spricht man auch von einer Schilddrüsenautonomie. Sie kommt vor allem bei älteren Menschen nach langjährigem chronischem Jodmangel häufig vor.

Je länger ein Kropf bereits besteht, um so eher kann sich ein Knoten bilden. Bei manchen Menschen ist die Schilddrüse förmlich von Knoten durchsetzt.

Grundsätzlich ist es völlig richtig, dass man einen Jodmangel-Kropf durch Behandlung mit Jod zum Verschwinden bringen oder zumindest verkleinern kann. Vorher aber muss der Arzt die Schilddrüse untersuchen.

Bekommt ein Mensch, der solche „heiße Knoten" in der Schilddrüse hat, nun plötzlich eine sehr hohe Dosis Jod angeboten, so kann das verhängnisvolle Konsequenzen haben: Die überaktiven Zellen können nämlich nun nach Herzenslust Schilddrüsenhormone herstellen und überschlagen sich förmlich in ihrer Produktivität. Der Schilddrüsenstoffwechsel „entgleist": Es werden ständig zu viele Hormone gebildet. Die Folge ist eine plötzliche Schilddrüsenüberfunktion, die im Extremfall lebensbedrohlich sein kann. Wie stark diese Reaktion ist, hängt von der angebotenen Jodmenge ab und natürlich auch davon, wie viele heiße Knoten der Kropf des Patienten enthält.

Der Patient, der an einer Überfunktion der Schilddrüse leidet, hat am Leben kaum mehr Freude, denn nun stellen sich genau die entgegengesetzten Symptome ein wie bei einer Unterfunktion, und die können noch viel unangenehmer sein: Alle Stoffwechselprozesse laufen jetzt schneller ab, als es normalerweise üblich ist. Deshalb hat der Patient ständig Heißhunger – sein Körper verbrennt die Nährstoffe einfach viel zu schnell. Da bei dieser Verbrennung zusätzlich Hitze frei wird, schwitzen Menschen, die an einer Überfunktion der Schilddrüse leiden, auch dauernd. Sie können schlecht schlafen, leiden unter Herzrasen, sind ständig nervös, gereizt und innerlich angespannt.

Allzu viel ist ungesund

Genau das kann passieren, wenn ein Mensch, dessen Schilddrüse aufgrund chronischen Jodmangels heiße Knoten ausgebildet hat, nun plötzlich mit dem Verzehr größerer Mengen solcher Meeresalgen beginnt. Diese Algen enthalten nämlich ein Vielfaches unserer benötigten Tagesmenge an Jod: Je nach Art schwankt ihr Jodgehalt zwischen 20 und 4200 Mikrogramm pro Gramm Trockengewicht; sodass man seiner Schilddrüse, selbst wenn man nur geringe Mengen verzehrt (getrocknete Algen quellen beim Einweichen und Kochen stark auf und sind daher sehr ergiebig), auf jeden Fall zu viel Jod zuführt. Und leider gilt der altbekannte Grundsatz „Allzu viel ist ungesund" eben auch hier.

Es besteht übrigens nicht nur die Gefahr einer Entgleisung des Schilddrüsenstoffwechsels, wenn man seinem Organismus nach jahrelanger fast völliger Jod-Abstinenz nun plötzlich so hohe Mengen dieses Spurenelements zuführt; auch andere sehr unangenehme Erkrankungen können auftreten, beispielsweise eine Jod-

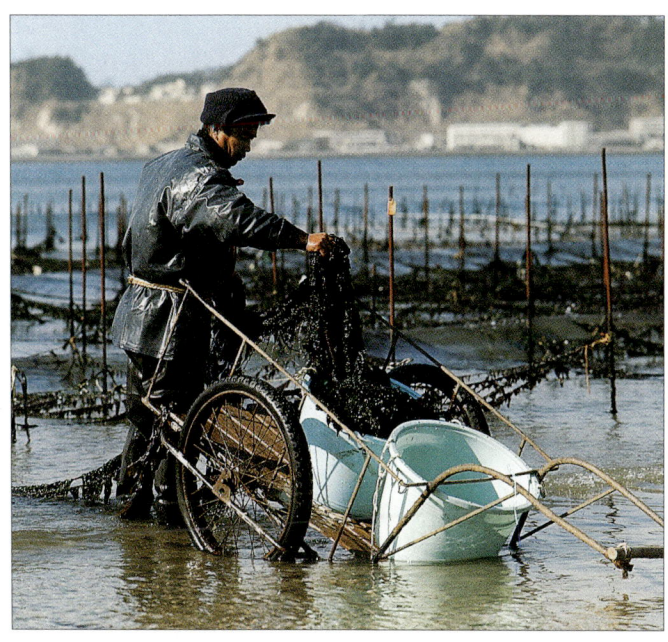

Algenernte in Japan.

Akne. Ab Zufuhrmengen von über 2000 Mikrogramm kann sogar der so genannte Wolff-Chaikoff-Block ausgelöst werden – ein Verteidigungsmechanismus, mit dem unser Körper sich vor der plötzlichen Jodüberflutung schützt. Dann wird der Einbau des Jods in organische Verbindungen gehemmt; als Folge kommt es zu einer Unterfunktion der Schilddrüse, denn nun werden wieder zu wenig Schilddrüsenhormone gebildet.

Man sieht: Die Sache ist komplizierter, als sie auf den ersten Blick aussieht. Wer seinem Körper nach dem Grundsatz „Viel hilft viel" einfach eine Überdosis Jod zuführt, um den bestehenden Jodmangel auszugleichen, bewirkt unter Umständen mehr Schaden als Nutzen. Und das Argument „Die Japaner essen doch auch unbeschadet täglich Meeresalgen" zählt nicht, denn schließlich sind die Japaner von klein auf an diese Ernährung gewöhnt, haben also meist nie in ihrem Leben an Jodmangel gelitten. Außerdem sind sie auch aufgrund ihrer genetischen Veranlagung eher für eine solche Nahrung konditioniert als wir.

Zum Glück müssen wir aber trotzdem nicht auf Algen als Bereicherung unseres Speisezettels verzichten. Algenforscher der Société Aquacole d'Ouessant haben nämlich ein spezielles Verarbeitungsverfahren entwickelt, bei dem den Speisealgen ein Teil des in ihnen enthaltenen Jods entzogen wird.

Diese Algen werden in der Bretagne in der Region um die Insel Ouessant geerntet, die von der UNESCO wegen ihrer noch intakten Natur zum biosphärischen Schutzgebiet erklärt wurde. Das Wasser dort ist sehr sauber, da es sich durch die starke Brandung ständig selbst reinigt. Das ist gerade bei Algen, die in Uferzonen geerntet werden, sehr wichtig.

Im Laboratorium der Société Aquacole d'Ouessant.

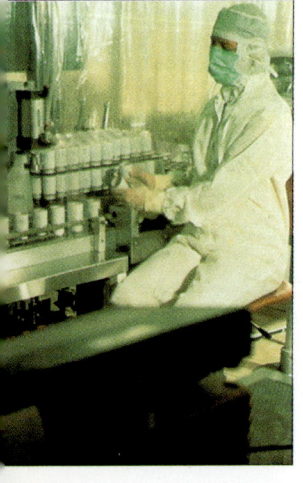

Während die japanischen Algen (die bei uns jetzt nur noch als Badezusatz verkauft werden dürfen) nach der Ernte einfach nur getrocknet werden, werden die bretonischen Speisealgen (und auch die aus ihnen gewonnenen Nahrungsergänzungsmittel) in einem speziellen, sehr schonenden Verfahren gefriergetrocknet. Im Rahmen dieses Verfahrens werden sie auch mit Wasser behandelt, wobei sie einen Teil ihres Jodgehalts verlieren. Gleichzeitig wird durch das Gefriertrocknungsverfahren ein Großteil der gesundheitsfördernden Inhaltsstoffe der Algen – auch der empfindlichen Vitamine – bewahrt, während bei einem gewöhnlichen Trocknungsvorgang leider sehr viel davon verloren geht.

Die gefriergetrockneten Algen haben übrigens noch einen weiteren Vorteil: Sie haben aufgrund ihres vorherigen Verarbeitungsverfahrens eine sehr kurze Kochzeit (zwei bis fünf Minuten), während die Garzeit der nach traditionellem Verfahren getrockneten Algen bei manchen Arten (etwa japanischem Kombu) wesentlich länger ist (bis 45 Minuten). Auch die kurze Garzeit trägt zur optimalen Erhaltung der wertvollen Inhaltsstoffe bei.

Außerdem ist der Jodgehalt auf den Packungen dieser bretonischen Algen genau angegeben, wie dies von den Gesundheitsbehörden vorgeschrieben ist, und es gibt auch fertig abgepackte Beutelchen mit Mengen zu jeweils 5 oder 10 g, so dass man die Jodmenge, die man sich täglich zuführt, genau dosieren und somit sichergehen kann, nicht „zu viel des Guten" zu tun. Die im letzten Kapitel dieses Buches vorgestellten Rezepte sind alle gesundheitsbehördlich überprüft und enthalten nicht mehr als die erlaubte Jod-Tagesmenge. Da Algen einen sehr intensiven Geschmack haben, ist es ohnehin empfehlenswert, sie eher in kleinen Mengen zu verwenden,

Die bretonischen „Algues d'Ouessant" können bei der Firma Thalasso Plus (Labor für Meeresforschung) in Saarbrücken bezogen werden. (Adresse siehe Anhang)

Küchentipp für alle, die keine Meeresgemüse-Fans sind oder wenig Zeit zum Kochen haben: Flüssigampullen mit Algen-Cytofiltrat (Firma Thalasso Plus) in Gemüsesaft, kalte Saucen, über Gemüse, Salate etc. streuen oder einrühren. Nicht auf heiße Gerichte geben, nicht mitkochen – Erhitzen zerstört einen großen Teil der wertvollen Wirkstoffe!

sodass sie den Gerichten das gewünschte aparte Meeres-aroma geben, ohne allzu stark hervorzuschmecken.

Wer sich mit dem Gedanken an den Genuss von Mee-resgemüse trotz seines delikaten Geschmacks und seiner vielfältigen Verwendungsmöglichkeiten in der Küche im-mer noch nicht so recht anfreunden kann, für den gibt es zahlreiche Nahrungsergänzungsmittel mit Algen – von Algen-Drinks in Ampullenform, die man mit Sprudel oder Saft vermischt trinkt, bis hin zu Algentees und -kapseln, die die Algenpräparate in pulverisierter Form enthalten.

Damit kann man nicht nur seinen täglichen Jodbedarf decken, sondern sich auch zahlreiche andere wertvolle Vitamine, Mineralien und Biostoffe zuführen (denn erst die richtige Kombination bringt den Erfolg) und darüber hinaus ganz gezielt bestimmte gesundheitliche Wirkun-gen erzielen – über die Entschlackung, Vitalisierung und Stärkung des Immunsystems bis hin zur Bekämpfung von rheumatischen Erkrankungen, verschiedenen Haut-und Haarproblemen, Zellulitis und Übergewicht. Hiervon wird im Kapitel über die Thalasso-Therapie noch ausführ-licher die Rede sein. Allerdings ist auch hier Vorsicht ge-boten.

Vorsicht ist bei minderwertigen Algen-präparaten geboten.

Es gibt viele Produzenten von zweifelhafter Seriosität, die von dem Modetrend „Algen" profitieren wollen und Algenpräparate herstellen, ohne auf der Packung die In-haltsstoffe – beispielsweise den Jodgehalt – anzugeben. Manche dieser Algenkapseln enthalten viel mehr Jod, als der zulässigen Tagesmenge entspricht und als der Körper verkraften kann! Deshalb sollte man beim Kauf von Meeresalgenpräparaten darauf achten, dass der Jodgehalt auf der Packung deklariert ist; außerdem sollte auch ein Hinweis auf die von der Deutschen Gesellschaft für

Ernährung (DGE) empfohlene Tagesmenge (siehe Tabelle auf Seite 25) nicht fehlen.

Wichtig ist natürlich auch – wie bereits erwähnt – dass die Algen aus reinen Gewässern stammen und mit möglichst schonenden Verfahren verarbeitet werden. Die Sauberkeit der Gewässer ist gerade bei der zunehmenden Schadstoffbelastung unserer Meere ein wichtiger Faktor. Im Anhang dieses Buches werden nur Bezugsquellen für qualitativ hochwertige Algenpräparate genannt, die sich zum Teil schon in verschiedenen medizinischen Studien bewährt haben. Wer andere Präparate einnimmt und in Bezug auf deren Reinheit ganz sichergehen will, der sollte auf die Chargennummer schauen, die auf der Packung steht, und dann vom Hersteller die von einem unabhängigen Labor erstellte chemische Analyse der betreffenden Charge anfordern. Wenn man diese Analyse zugeschickt bekommt, kann man davon ausgehen, dass es sich um einen seriösen Hersteller handelt, der auf die Qualität und Reinheit seiner Produkte achtet.

Was sind Algen eigentlich?

Hinter dem Begriff „Algen" verbergen sich sehr unterschiedliche Pflanzen – von mikroskopisch kleinen einzelligen Lebewesen bis hin zu riesigen, 30 bis 60 m langen Tangen. Von den meisten Landpflanzen unterscheiden die Algen sich dadurch, dass sie keine Blüten und Früchte bilden und weder Wurzeln noch Blätter besitzen, sondern meist völlig losgelöst im Meer dahintreiben. (Manche Braunalgen haben allerdings Rhizoide – wurzelähnliche Gebilde, mit denen sie sich an Felsen anheften.)

Die Wissenschaft teilt diese Wasserpflanzen nach ihrer Farbe in Grünalgen, Braunalgen, Rotalgen und blau-

Die Abb. oben zeigt eine Grünalge (Meeressalat), die Abb. unten eine Braunalge (Wakame).

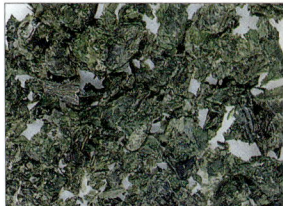

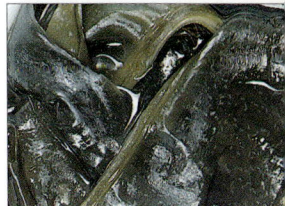

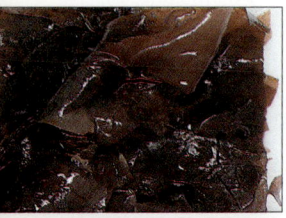

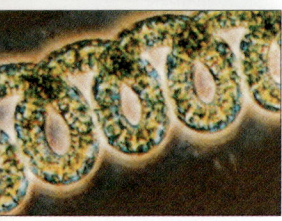

Die Abb. oben zeigt eine typische Rotalge (Dulse), die Abb. darunter einen Vertreter der blaugrünen Algen (Spirulina).

Meeresalgen sind weniger schadstoffbelastet als landwirtschaftliche Produkte und tierische Nahrung.

grüne Algen ein. Die Farbe wiederum hängt vom Gehalt der Pigmente ab: Bei den grünen Algen herrschen beispielsweise Chlorophyll und Betakarotin vor, während bei den Braunalgen der gelbe Pflanzenfarbstoff Xanthophyll dominiert.

Meeres- und Süßwasseralgen

Für unsere Zwecke ist diese wissenschaftliche Klassifikation jedoch nicht sonderlich ergiebig. Viel wichtiger ist eine andere Einteilung, nämlich diejenige in Meeresalgen und Süßwasseralgen. Bisher war hauptsächlich von den Meeresalgen die Rede, die bei uns als Gemüse oder Zutat zu verschiedenen Gerichten auf den Tisch kommen. Die mikroskopisch kleinen Süßwasseralgen wie beispielsweise Chlorella und Spirulina dagegen kann man nicht als Gemüse verzehren; doch wegen ihres hohen Vitamin- und Mineralstoffgehalts und ihrer gesundheitsfördernden Wirkung verarbeitet man sie zu Nahrungsergänzungsmitteln in Pulver- oder Tablettenform.

Der wichtigste Unterschied zwischen diesen beiden Algentypen ist ihr Jodgehalt: Süßwasseralgen enthalten kaum Jod und eignen sich daher nicht zur Vorbeugung oder Bekämpfung eines Jodmangels. Andererseits sind sie die ideale Alternative für Menschen, die Jod nicht vertragen und daher auf den Genuss von Meeresgemüse verzichten müssen.

Manche Algen wachsen wild im Meer oder in Seen und Teichen und werden geerntet, indem man sie einfach aus dem Wasser fischt. Inzwischen ist man vielfach aber auch schon dazu übergegangen, Algen anzubauen wie landwirtschaftliche Produkte – allerdings mit einem Unterschied: Algen werden weder gedüngt noch mit Pestiziden behandelt, sind also auch aus diesem Grund die „sauberere" Alternative zu unseren häufig ziemlich schadstoffbelasteten Landpflanzen.

Warum Algen Herz-Kreislauf-Erkrankungen vorbeugen können

Wer regelmäßig Meeresalgen verzehrt, hat ein geringeres Risiko, einen Herzinfarkt oder Schlaganfall zu erleiden oder an Krebs zu erkranken. Tatsächlich sind solche Krankheiten in Japan und China, wo Meeresgemüse häufig auf dem Speiseplan steht, viel seltener als bei uns.

Vor Herz-Kreislauf-Erkrankungen schützen Algen uns gleich auf mehrfache Weise, indem sie die drei Hauptrisikofaktoren – Bluthochdruck, zu hohen Cholesterinspiegel und eine erhöhte Verklumpungsneigung des Blutes – ausschalten.

Manche Algenarten senken zu hohen Blutdruck; das gilt vor allem für Braunalgen wie Kombu, in der Wissenschaftler vor einiger Zeit eine blutdrucksenkende Substanz entdeckt haben. In den achtziger Jahren gaben Forscher Ratten einer Art, die aufgrund genetischer Faktoren von Natur aus zu Bluthochdruck neigt, Salz in Überdosen ein, was den Blutdruck noch mehr in die Höhe treibt. Einige der Tiere wurden jedoch gleichzeitig mit Seetangpulver gefüttert. Bei diesen war die Schlaganfallrate wesentlich geringer als bei den anderen.

Ballaststoffe (unverdauliche Pflanzenfasern) regen die Verdauung an, schützen vor Dickdarmkrebs und beugen Herz-Kreislauf-Erkrankungen vor, indem sie den Cholesterinspiegel senken. In Algen sind besonders viele Ballaststoffe enthalten.

Weniger Cholesterin durch Kombu, Nori und Co.

Auch ein zu hoher Cholesterinspiegel lässt sich durch regelmäßigen Verzehr von Meeresgemüse – beispielswei-

Ein Herzinfarkt oder Schlaganfall entsteht, wenn eine herz- oder hirnversorgende Arterie durch einen Blutpfropf verstopft wird. Er schneidet Teile unseres Herzens oder Gehirns von der lebenswichtigen Sauerstoffversorgung ab.

se Kombu, Nori und Wakame – auf natürliche Weise senken, wie Wissenschaftler in zahlreichen Versuchen mit Ratten festgestellt haben.

Diese Wirkung ist zum Teil darauf zurückzuführen, dass Meeresalgen viele Ballaststoffe – unverdauliche Pflanzenfasern – enthalten. Diese Ballaststoffe passieren unsere Verdauungsorgane zwar völlig unverändert, sind aber dennoch ein wichtiger Bestandteil unserer Nahrung, da sie die Stuhlmenge vergrößern und dadurch die Darmperistaltik anregen – jene Bewegungen der Darmmuskulatur, durch die der Stuhl aus dem Dünndarm in den Dickdarm transportiert und schließlich ausgeschieden wird. Deshalb ist eine ballaststoffreiche Ernährung wichtig für eine gut funktionierende Verdauung.

Aber das ist noch nicht alles: Ballaststoffe gehen im Darm eine Verbindung mit den so genannten primären Gallensäuren ein. Diese Säuren, die an der Fettverdauung beteiligt sind, werden in der Leber aus Cholesterin gebildet und gelangen, nachdem sie ihre Aufgabe erfüllt haben, schließlich in den Darm. Von dort werden sie – wenn nicht genügend Ballaststoffe da sind, die sich mit ihnen verbinden – wieder in den Blutkreislauf aufgenommen, zur Gallenblase zurücktransportiert und nach dem bewährten Prinzip des Recyclings erneut verwertet.

Dagegen wäre grundsätzlich nichts einzuwenden, aber die Sache hat leider einen Haken: Im Darm werden die primären Gallensäuren nämlich durch Einwirkung von Darmbakterien in sekundäre Gallensäuren umgewandelt, und das sind gefährliche Krebserreger, die bei der Entstehung von Dickdarmtumoren eine wichtige Rolle spielen. Die Ballaststoffe verhindern die Bildung dieser Krebs erregenden Substanzen, indem sie sich mit den Gallensäuren verbinden. Diese Verbindung ist unverdaulich und wird ausgeschieden. Deshalb ist eine ballaststoffreiche Ernährung die beste Vorbeugung gegen Dickdarmkrebs, die es gibt.

Das Ganze hat noch einen zweiten positiven Nebeneffekt – und nun kommen wir endlich zum Thema Cholesterin: Da die Leber diese Gallensäuren ja nun nicht wieder verwerten kann, ist sie gezwungen, neue Gallensäuren zu bilden. Das Cholesterin, das sie dafür braucht, holt sie sich aus dem Blut – der Cholesterinspiegel sinkt. Dieser Mechanismus ist mittlerweile wissenschaftlich erwiesen: Japanische Forscher fütterten Ratten mit zu hohem Cholesterinspiegel acht Wochen lang mit einer Nahrung, die zu fünf Prozent aus Wakame-Pulver bestand. Daraufhin sank ihr Cholesterinspiegel und sie schieden mit dem Stuhl wesentlich mehr Cholesterin aus als vorher.

Risikofaktoren für Herz-Kreislauf-Erkrankungen sind: zunehmendes Lebensalter, männliches Geschlecht, erbliche Veranlagung (Menschen, in deren Familie häufiger Herzinfarkte oder Schlaganfälle aufgetreten sind, haben ein höheres Risiko), Fettleibigkeit und Zigarettenrauchen.

Algen schützen vor Thrombose

Manche Algenarten bieten uns zusätzlich sogar noch einen wirksamen Thromboseschutz. Hierfür sind die Fucane zuständig – in den Zellwänden von Braunalgen wie beispielsweise Kombu enthaltene Biostoffe, die die Blutgerinnung hemmen. Eine erhöhte Verklumpungs- und Gerinnungsneigung des Blutes gehört zu den wichtigsten Risikofaktoren für einen Herzinfarkt oder Schlaganfall: Denn dadurch können sich die verhängnisvollen Blutpfropfen (Thromben) bilden, die die herz- oder hirnversorgenden Arterien verstopfen.

Selbstverständlich ersetzt der Verzehr von Meeresalgen oder entsprechenden Nahrungsergänzungsmitteln keine blutdruck- oder cholesterinspiegelsenkenden und gerinnungshemmenden Medikamente bei Patienten, die bereits an einer Herz-Kreislauf-Erkrankung leiden. Wohl aber können Gesunde einer solchen Erkrankung durch richtige Ernährung bis zu einem gewissen Grad vorbeugen. Gerade Menschen, die ein erhöhtes Herzinfarkt- oder Schlaganfallrisiko haben, sollten sich sehr bewusst ernähren.

Ein natürlicher Schutz vor Krebs

Auch für den Krebsschutz, den Meeresalgen uns bieten, sind die Fucane zuständig, die wir bereits von ihrer gerinnungshemmenden Wirkung her kennen. Bei zahlreichen wissenschaftlichen Experimenten an Zellkulturen und auch an Versuchstieren hat sich gezeigt, dass diese Biostoffe das Wachstum bösartiger Tumoren hemmen können.

Der Wirkmechanismus ist noch nicht genau geklärt; man weiß bisher nur, dass die Wirksamkeit der Fucane von Algenart zu Algenart unterschiedlich ist: Manche wirken stark, andere weniger Krebs hemmend.

Wenn Sie an Krebs, einer Herz-Kreislauf-Erkrankung oder irgendeiner anderen Krankheit leiden, sollten Sie sich jedoch nicht selbst mit Algen therapieren, sondern dies stets mit dem behandelnden Arzt absprechen.

Die ständige Suche nach neuen tumorhemmenden Medikamenten ist nicht nur wegen der unerwünschten Nebenwirkungen der herkömmlichen Krebsbehandlung (Bestrahlung und Chemotherapie) wichtig, sondern auch, weil es leider etliche Krebsarten gibt, die ziemlich resistent gegen Chemotherapeutika sind. Hier sind die Fucane ein viel versprechendes neues Feld für die Forschung. Französische Wissenschaftler injizierten Mäusen mit einer besonders chemotherapieresistenten Bronchialkrebsart Fucane. Das Tumorwachstum ließ sich dadurch immerhin um 50 Prozent hemmen.

In einem anderen, in Japan durchgeführten Versuch verhinderten Braunalgen-Fucane die Bildung von Metastasen bei Mäusen, denen man Lungenkarzinomzellen implantiert hatte.

Die Japaner sind, was die Erforschung der medizinischen Wirkungen von Algen angeht, ohnehin viel weiter als wir. In Japan gibt es eine Gesundheitsnahrung namens „Viva-Natural", die aus getrockneter Wakame – ebenfalls einer Braunalgenart – besteht. Vor zehn Jahren untersuchten Wissenschaftler an der Universität von Hawaii in Honolulu diese Seetangsubstanz und waren erstaunt über die Resultate: Wenn man Mäuse mit Lungenkrebs damit fütterte, ließ sich das Wachstum der Krebszellen dadurch hemmen.

Das Präparat hatte im Gegensatz zu den Chemotherapeutika, die normalerweise gegen bösartige Tumoren eingesetzt werden, keinerlei negative Nebenwirkungen. Im Gegenteil – die Forscher stellten fest, dass es das Immunsystem der Mäuse stimulierte: Aktivität und Anzahl der Makrophagen (das sind weiße Blutkörperchen, die Viren, Bakterien und Krebszellen zerstören) ließen sich dadurch steigern. Verabreichte man den Tieren zusätzlich zu dem Algenpräparat noch eines der üblichen Chemotherapeutika, so verstärkten sich die beiden Medikamente gegenseitig in ihrer Wirkung.

Algen gegen Brustkrebs

Aber Algen schützen natürlich nicht nur Mäuse, sondern auch Menschen vor dem Schreckgespenst Krebs. Frau Dr. Jane Teas von der Fakultät für öffentliche Gesundheit an der Harvard University stellte schon 1981 die Theorie auf, dass Frauen in Japan seltener an Brustkrebs erkranken als wir, weil dort so viel Seetang gegessen wird. Die Brustkrebsrate ist bei Japanerinnen nicht nur

Die geringere Anfälligkeit der Japaner für bestimmte Erkrankungen ist nicht auf genetische Faktoren zurückzuführen: Japaner, die in die USA eingewandert waren und die dortigen Ernährungsgewohnheiten angenommen hatten, erkrankten genauso häufig an Krebs wie die Amerikaner.

wesentlich niedriger als in westlichen Ländern, sondern Frauen überleben mit dieser Krankheit auch viel länger als bei uns.

Die Hypothese, dass Meeresalgen daran „schuld" sein könnten, ist ziemlich überzeugend. Japanische Wissenschaftler untersuchten den Zusammenhang zwischen Brustkrebsrate und Ernährung bei Japanerinnen, die nach Hawaii ausgewandert waren, und kamen zu einem erstaunlichen Ergebnis: Die Frauen, die „westliche" Ernährungsgewohnheiten angenommen hatten und keine Algen mehr aßen, erkrankten weitaus häufiger an Brustkrebs als jene Japanerinnen, die auch fern von der Heimat ihrem Meeresgemüse treu geblieben waren.

Frau Dr. Teas ging natürlich auch der Frage nach, warum Seetang eine Krebs hemmende Wirkung haben könnte. Hierfür gibt es mehrere mögliche Erklärungen: Erstens haben Algen, wie wir bereits gesehen haben, ganz allgemein eine immunstärkende Wirkung. Einen weiteren möglichen Wirkmechanismus sieht Frau Dr. Teas darin, dass Meeresalgen wie leichte Antibiotika wirken: Das heißt, sie töten Viren und Bakterien im Magen-Darm-Trakt ab und sorgen auf diese Weise für eine gesündere Darmflora. In einem solchen gesunden Darmmilieu können vermutlich weniger Krebs erregende Stoffe entstehen.

Nicht zuletzt spielt natürlich auch der Reichtum der Algen an Vitaminen, Mineralien und Spurenelementen eine Rolle für die Krebs vorbeugende Wirkung; denn nur wenn unser Körper mit allen Vitalstoffen, die wir zum Leben brauchen, optimal versorgt ist, kann er den Kampf gegen die unzähligen Krankheitserreger – darunter auch Krebs erregende Stoffe –, mit denen er tagtäglich konfrontiert ist, erfolgreich bestehen.

Amerikanische Wissenschaftler haben festgestellt, dass Ratten, denen die Spurenelemente Zink und Kupfer fehlen, anfälliger für Krebs erregende Substanzen sind. Seetang enthält ziemlich viel von diesen wichtigen Elementen. Erwiesen ist außerdem, dass die Krebssterblichkeit in Gegenden mit selenarmen Böden besonders hoch ist. Auch dieses Spurenelement, das entgiftend und immunstärkend wirkt, ist in vielen Meeresalgen – beispielsweise Nori – enthalten.

Meeresalgen enthalten Zink, Kupfer und Selen – allesamt Substanzen, die beim Schutz unseres Körpers vor Krebs eine wichtige Rolle spielen.

Algen machen Giftstoffe unschädlich

Einer der wichtigsten Krebsschutz-Faktoren aber ist sicherlich die Fähigkeit der Algen, Schadstoffe aus dem Körper zu entfernen.

Giftstoffe aus Boden, Luft und Wasser reichern sich zunächst in den Landpflanzen an und werden dann von den Pflanzen fressenden Tieren – zum Beispiel dem Vieh – aufgenommen. Der Mensch, der sich sowohl von Pflanzen als auch von Tieren ernährt und somit am Ende dieser Nahrungskette steht, nimmt diese Schadstoffe in der höchsten Konzentration auf – giftige Schwermetalle wie beispielsweise Blei und Cadmium, die den Organismus schwer belasten. Zahlreiche Laborversuche und medizinische Studien haben gezeigt, dass Algen hier entgiftend wirken.

Japanische Wissenschaftler verabreichten Ratten eine Überdosis Barium, Cadmium und Zink. Die Tiere, die gleichzeitig mit Algen ernährt wurden, überlebten die Vergiftung.

Wie funktioniert das? Das Prinzip ist ganz einfach: Algen haben die Fähigkeit, Giftstoffe im Darm zu binden und unschädlich zu machen. Das liegt an ihrem Aufbau, der sich in einem entscheidenden Punkt von dem der Landpflanzen unterscheidet.

Landpflanzen brauchen ein Gerüst, das ihnen Halt gibt und es ihnen ermöglicht, aufrecht zu wachsen und dem Leben spendenden Sonnenlicht entgegenzustreben. Deshalb bestehen ihre Zellwände hauptsächlich aus Zellulose, die ihnen eine stabile, standfeste Struktur verleiht. Wasserpflanzen wie beispielsweise die Meeresalgen hingegen könnten ein solches stabiles Fasergerüst überhaupt nicht gebrauchen, da sie ständig in Bewegung sein und sich an das ewige Hin und Her des Ozeans anpassen müssen. Deshalb bestehen die Zellwände bei ihnen nicht aus Zellulose, sondern aus Schleimstoffen – Alginen, die sehr viel Wasser binden können.

Diese Algine in den Zellwänden der Alge schützen die Pflanze gleichzeitig vor dem Eindringen von Giftstoffen: Die Algine gehen einfach eine chemische Verbindung mit diesen Giften ein, die dann von der Zelle abgestoßen wird. Bei Bedarf produziert die Zelle wieder neue Algine. Diesem äußerst effektiven Selbstreinigungsmechanismus verdankt die Alge es, dass sie so lange überlebt hat – und dass sie zu den schadstoffärmsten Nahrungsmitteln gehört, die es gibt.

Die in den Zellwänden von Braun- und Rotalgen enthaltenen Schleimstoffe haben eine entgiftende Wirkung.

Auch wir können uns das Erfolgsrezept der Algen zunutze machen. Im menschlichen Organismus läuft die Entgiftung mit Meeresalgen nämlich genau nach dem gleichen Prinzip ab: Die Algine „fangen" Giftstoffe im Darm ab und gehen mit diesen eine unverdauliche Verbindung ein, die dann ausgeschieden wird. Deshalb haben Algen eine stark entschlackende Wirkung.

Immer mehr Mediziner machen sich diese entgiftende Wirkung der Meeresalgen in ihrer Praxis zunutze. Zahnmediziner zum Beispiel setzen Algen in zunehmendem Maße und mit recht großem Erfolg zur Ausleitung von Quecksilber aus Amalgamfüllungen ein, das sich im Körper ihrer Patienten abgelagert hat. Meist empfehlen sie ihnen dazu die Einnahme von Braunalgenkapseln.

Hilfe gegen radioaktive Strahlen

Algen haben aber noch eine weitere wichtige Eigenschaft, mit der sie uns vor Krebs schützen: Meeresalgen können nämlich nicht nur giftige Schwermetalle, sondern auch radioaktives Material im Körper unschädlich machen. Ein Nahrungsmittel mit solchen Fähigkeiten ist gerade in unserer heutigen Zeit der Atomtests und der radioaktiven Belastung durch Kernkraftwerke von unschätzbarem Wert – und nicht nur das: Schließlich werden wir auch bei jeder Röntgenuntersuchung einer Strahlendosis ausgesetzt, die unseren Organismus belastet.

Dass Meeresalgen sogar eine wirksame Soforthilfe bei hochgradiger radioaktiver Verseuchung sein können, wurde während des Zweiten Weltkriegs mehr oder weniger durch Zufall entdeckt, als die Amerikaner im August 1945 die Atombombe über Nagasaki abwarfen. Damals überlebte der japanische Arzt Tatsuichiro Akizuki – Direktor des Saint-Francis-Hospitals in Nagasaki – mitsamt vielen seiner Patienten wie durch ein Wunder, obwohl sein Krankenhaus nur knapp 2 km von der Stelle des Atombombenabwurfs entfernt lag und die ganze Umgebung radioaktiv verseucht war. Der Grund: Er verordnete seinen Patienten eine ganz spezielle Ernährung, bei der Meeresgemüse ein wichtiger Bestandteil war. Alle, die sich nicht an diese Ernährungsvorschriften hielten, starben an der Strahlenkrankheit; die anderen leben teilweise heute noch.

Später untersuchten Wissenschaftler dieses erstaunliche Phänomen und entdeckten, dass Meeresalgen tatsächlich zur Ausscheidung radioaktiven Materials – zum Beispiel Strontium 90 – beitragen können. Das Prinzip ist genau das gleiche wie bei den giftigen Schwermetallen: Das Algin bindet die radioaktiven Stoffe, sodass ein Großteil davon gar nicht erst in den Blutkreislauf gelangt, sondern ausgeschieden wird.

Radioaktives Strontium 90 entsteht bei Kernspaltungsreaktionen und gehört zu den häufigsten Quellen der Strahlenbelastung, die es gibt. Es ist beispielsweise im radioaktiven Niederschlag bei Atombombenexplosionen enthalten, ist aber auch ein Bestandteil der schwachen Strahlung, der wir aufgrund von Atombombentests, Kernkraftwerk-Lecks usw. ständig ausgesetzt sind. Auch bei AKW-Unfällen wie der Tschernobyl-Katastrophe, die im Jahr 1986 für Schlagzeilen sorgte, wird Strontium 90 freigesetzt.

Meeresalgen können uns helfen, unseren Körper vor der zunehmenden Strahlenbelastung zu schützen.

Dieses radioaktive Metall lagert sich im Knochenmark ein, wo es normalerweise ein Leben lang bleibt und im Lauf der Jahre tödliche Krebserkrankungen wie Leukämie, Lymphdrüsenkrebs und Knochentumoren hervorrufen kann. Die zunehmende Strahlenbelastung in unserer Umwelt ist nicht ohne Folgen geblieben: Bei vielen Menschen ist heutzutage eine ziemlich große Menge Strontium 90 im Knochengewebe festzustellen.

Meeresalgen – das ist mittlerweile durch verschiedene wissenschaftliche Studien erwiesen – schützen uns nicht nur vor der Aufnahme radioaktiven Materials; durch regelmäßigen Verzehr von Algen über einen längeren Zeitraum hinweg können wir sogar erreichen, dass radioaktive Stoffe, die sich bereits in den Knochen abgelagert haben, wieder ausgeschieden werden.

Die Studien haben gezeigt, dass es am wirksamsten ist, wenn wir unserem Körper kleine, aber regelmäßige Alginmengen zuführen. Nahrungsergänzungsmittel auf Algenbasis oder eine regelmäßig mit kleinen Mengen Meeresgemüse angereicherte Nahrung ist also der beste Strahlenschutz, den es gibt.

Auch im Zusammenhang mit radioaktiver Strahlenbelastung spielt das Thema Jod übrigens wieder eine wichtige Rolle. Es gibt nämlich noch ein anderes sehr gefährliches Nebenprodukt der Kernspaltung, das ebenfalls bei AKW-Unfällen und Atomwaffentests freigesetzt wird: radioaktives Jod 131.

Ist unsere Schilddrüse nicht ausreichend mit Jod versorgt, so greift sie auf dieses gefährliche radioaktive Jod zurück. Denn aufgrund ihres bereits erwähnten Selbstregulationsmechanismus nimmt sie umso mehr Jod auf, je höher der Mangel ist; und zwischen „gesundem" und radioaktivem Jod kann sie nicht unterscheiden. Deshalb sind mit Jod unterversorgte Menschen bei einem AKW-Unfall einer besonders hohen Strahlenbelastung ausgesetzt: Das radioaktive Jod wird in der Schilddrüse eingelagert, wo es sogar noch nach vielen Jahren Krebs verursachen kann.

Bei dem in unseren Breiten üblichen Jodmangel muss man davon ausgehen, dass nach der Reaktorkatastrophe von Tschernobyl über 60 Prozent des radioaktiven Jods in den Schilddrüsen der Menschen gespeichert wurden, vermutet Professor Dr. Peter Pfannenstiel, einer der führenden Schilddrüsenspezialisten in Deutschland. Man rechnet damit, dass die Schilddrüsenkrebs-Rate infolge dieser radioaktiven Jodeinlagerung künftig ansteigen wird. Waren die Menschen ausreichend mit Jod versorgt gewesen, so hätte sich dies leicht vermeiden lassen.

Selbst kleine Mengen radioaktiven Strontiums im Knochenmark können noch nach Jahren zu Krebserkrankungen führen. Algen verbinden sich mit dem Strontium zu einem unlöslichen Salz, das mit dem Stuhl ausgeschieden wird.

Ist unsere Schilddrüse gut mit Jod versorgt, so nimmt sie nur 10–20 % des Jods aus der Nahrung auf. Bei Jodmangel dagegen werden bis zu 90 % gespeichert. Bei radioaktiver Belastung – z. B. einem AKW-Unfall – kann das gefährlich werden.

Deshalb wurden in den Apotheken nach dem Reaktorunfall Tabletten mit hochdosiertem Jod ausgegeben, damit die Schilddrüsen der Menschen möglichst rasch genügend „gesundes" Jod aufnahmen, um die Einlagerung des radioaktiven Jods zu verhindern. Auch bereits in der Schilddrüse gespeichertes radioaktives Jod lässt sich durch dieses gesunde Jod „vertreiben".

Besser ist es natürlich, es gar nicht erst so weit kommen zu lassen, sondern von vornherein auf eine ausreichende und regelmäßige Jodzufuhr zu achten, damit man im Ernstfall nicht auf solche Notmaßnahmen zurückgreifen muss.

Algen aktivieren unser Immunsystem

Der in den Algen enthaltene Biostoff Fucan, dem wir bereits beim Thema „Krebs und Herzinfarkt" begegnet sind, hat übrigens noch eine weitere positive Wirkung auf unseren Organismus: Er stärkt nämlich das Immunsystem.

Professor Dr. Hartmut Heine von der Universität Witten/Herdecke ist der Ansicht, dass Algenpräparate – über einen längeren Zeitraum hinweg regelmäßig eingenommen – eine Art „Kosmetik von innen" bewirken, durch die wir uns bis zu einem gewissen Grad vor den Folgen von Umweltbelastung, Stress und falscher Ernährung schützen können. Aufgrund dieser „Inweltverschmutzung", so argumentiert er, entstehen im Lauf der Zeit nämlich diverse Befindensstörungen und schließlich oft sogar chronische Krankheiten und Krebs. Und viele Menschen geben eben leider immer mehr Geld für ihre äußere Erscheinung aus, vernachlässigen aber ihre Gesundheit. Deshalb müssen wir die „Kosmetik von außen" durch eine „Kosmetik von innen" ergänzen – das heißt, wir müssen unser Immunsystem stärken.

Das können wir durch Algen erreichen. Dr. Heine testete die Wirkung eines Algenpräparats an 30 gesunden Testpersonen im Durchschnittsalter von 38 bis 40 Jahren. Die eine Hälfte der Gruppe erhielt dreimal täglich zwei Algenkapseln, die andere Hälfte bekam Placebos. Anhand von Blutuntersuchungen wurde die Anzahl der neutrophilen Granulozyten vor und nach 30-tägiger Behandlung mit dem Algenpräparat festgestellt. Granulozyten sind diejenigen weißen Blutkörperchen, die als Erste am Ort einer Gewebsschädigung eintreffen und die eingedrungenen Mikroorganismen beseitigen, indem sie sie einfach umschließen und „auffressen". Sie spielen also eine wichtige Rolle für unsere Immunabwehr.

Die Blutuntersuchungen zeigten, dass die Anzahl der neutrophilen Granulozyten bei jenen Testpersonen, wo sie unter 50 Prozent abgesunken war, durch die Algen-Behandlung innerhalb von 30 Tagen deutlich anstieg. Bei Versuchspersonen, bei denen die Anzahl der Granulozyten im Normalbereich lag, bewirkte das Algenpräparat jedoch keinen Anstieg. Das heißt, Algen stärken unser Immunsystem auf sanfte und natürliche Weise genau dort, wo es erforderlich ist; eine übermäßige Stimulierung der körpereigenen Abwehr ist nicht zu befürchten.

Bei dem in dieser Studie getesteten Algenpräparat handelte es sich um eine Kombination aus einer Braunalge (Himanthalia elongata), Spiraea ulmaria, Löwenzahnwurzel u. a. der Firma Thalasso Plus (Bezugsquellen siehe Anhang).

Viren und Bakterien werden kampfunfähig gemacht

Aber Algen aktivieren nicht nur unsere Immunabwehr, sondern machen auch verschiedene Viren und Bakterien unschädlich, haben also eine leicht antibiotische Wirkung. Mit Menschen liegen hierzu zwar noch keine Studienergebnisse vor, doch wurden schon zahlreiche Versuche an Tieren und Zellkulturen durchgeführt.

Bei Zellkulturen wirkten Algenextrakte gegen verschiedene Mikroorganismen, unter anderem gegen Tuberkulose- und Coli-Bakterien, Salmonellen und Candida albicans. Bei Hühnerembryonen verhinderten Braunalgen die Verbreitung von Virusgrippe (Influenza B) und Mumps. Wissenschaftler testeten auch die Wirkung eines Knotentang-Extrakts an Kühen. Um exakte Versuchsergebnisse zu erzielen, wählten sie eineiige Zwillinge und gaben jeweils einer der beiden „Zwillingskühe" jahrelang regelmäßig das Knotentangpräparat ins Futter. Die anderen „Zwillingsschwestern" wurden normal gefüttert.

Algen stärken die körpereigene Abwehr und wirken gegen Viren und Bakterien.

Das aufwendige Experiment lohnte sich, denn es erbrachte überraschende Resultate: Die Kühe, die den Knotentang-Extrakt bekamen, gaben viel mehr Milch als die anderen, was als Zeichen einer größeren Vitalität zu werten ist. Außerdem trat bei den mit Tang-Extrakt behandelten Kühen nur ein einziger Fall von Mastitis (einer bakteriellen Entzündung des Brustgewebes) auf; bei den anderen Kühen waren es immerhin neun.

Da Mastitis bei Kühen meist auf unhygienische Bedingungen zurückzuführen ist, hängt das seltenere Auftreten dieser Erkrankung bei den mit Tangextrakt gefütterten Kühen vielleicht mit der leicht antibiotischen Wirkung der Algen zusammen. Mittlerweile arbeiten Forscher sogar schon an der Entwicklung von Medikamenten auf Algenbasis gegen Herpes und AIDS.

Gut gegen Magen- und Darmprobleme

Die vielen Schleimstoffe, die in den Algen enthalten sind, wirken nicht nur entgiftend, sondern schützen auch die Magen- und Darmschleimhaut und werden daher bei der Behandlung von Darmstörungen eingesetzt. Sie beugen Magengeschwüren vor und haben, wie bereits erwähnt, auch einen positiven Einfluss auf die Darmflora. Aus diesem Grund lassen sich viele Durchfallerkrankungen, die durch bakterielle Infektionen verursacht sind, mit der Einnahme von Algenpräparaten wirksam bekämpfen.

Daneben wirken Algen, da sie zu den basenbildenden Nahrungsmitteln gehören, einer Übersäuerung unseres Organismus entgegen. Durch falsche Ernährung – zu viel tierisches Eiweiß, dazu oft auch noch größere Mengen Alkohol und Kaffee – kann es passieren, dass unser Körper überschüssige Säuren bildet, die er nicht alle wieder ausscheiden kann.

Zahlreiche Krankheiten – von Sodbrennen und Rheuma bis hin zu schweren Erkrankungen wie Arteriosklerose und Krebs – werden mittlerweile schon mit einem gestörten Säure-Basen-Haushalt in Verbindung gebracht. Zu den basischen Nahrungsmitteln gehören unter anderem alle grünen Pflanzen – also beispielsweise Salate und grüne Gemüsesorten und vor allem eben die Algen, die überschüssige Säuren aufgrund ihres Mineralienreichtums besonders gut neutralisieren können.

Erfolge einer „Algen-Kur" sind allerdings nicht von heute auf morgen, sondern natürlich erst nach längerem regelmäßigem Verzehr von Meeresgemüse oder längerer Einnahme von Algenpräparaten zu erwarten. Wer sich die vielfältigen Heilwirkungen einer solchen Kur zunutze machen möchte, für den ist eine Thalasso-Therapie das Ideale – zumal diese Therapie sich sowohl als Kururlaub als auch zu Hause durchführen lässt. Davon wird im nächsten Kapitel die Rede sein.

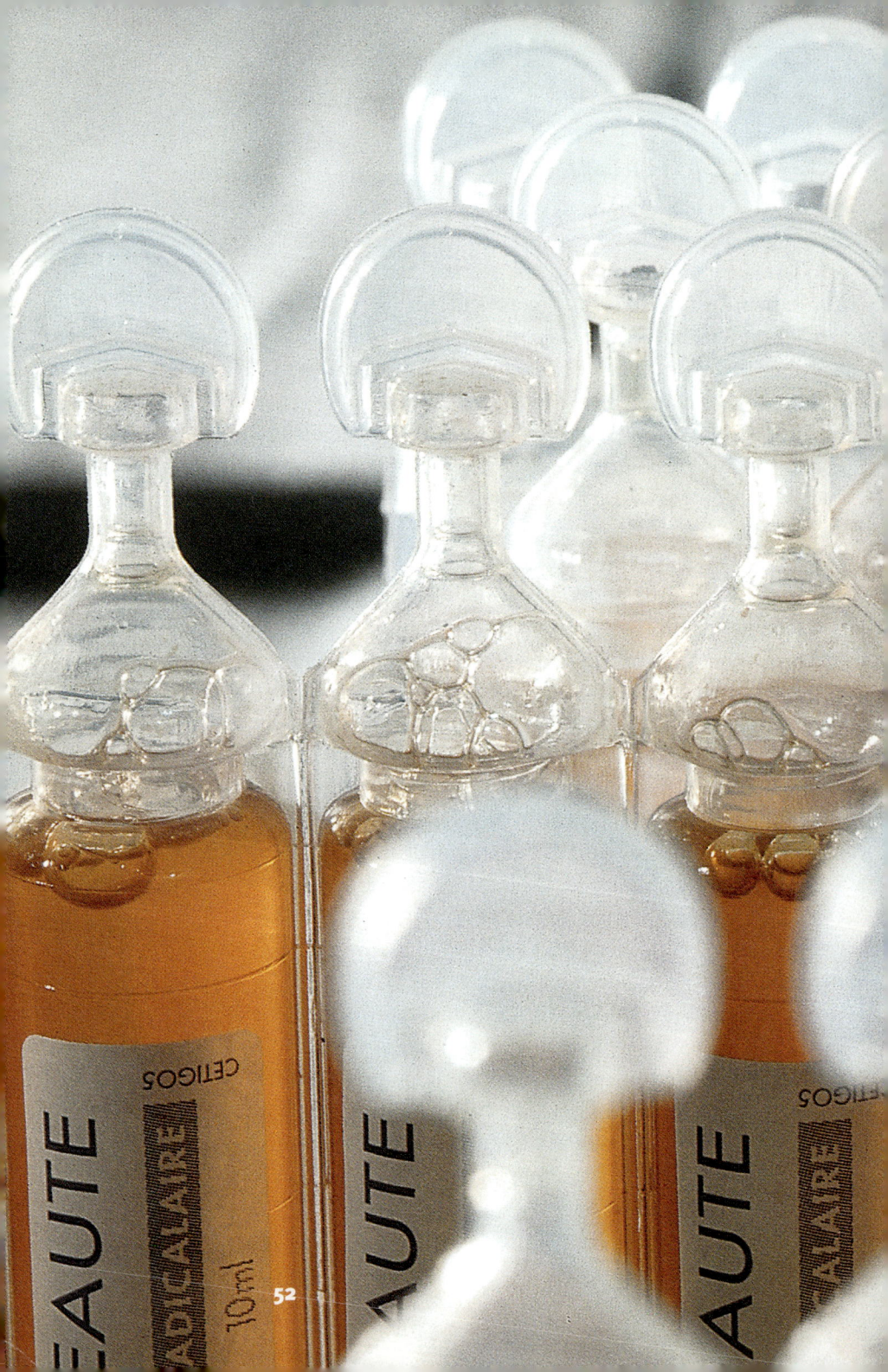

Heilkraft des Meeres – Thalassotherapie

Mittlerweile gibt es sogar eine spezielle Therapieform, die sich die heilende Kraft der Meeresalgen zunutze macht: die Thalassotherapie, bei der Meerwasser und verschiedene Algenpräparate (innerlich und äußerlich angewandt) für eine nie gekannte Fitness und Vitalität sorgen. Diese Therapie hilft gegen die verschiedensten Erkrankungen – von Neurodermitis bis hin zu Rheuma – und wirkt auch bei kosmetischen Problemen wie Übergewicht, Zellulitis, Akne und Haarausfall Wunder. Und das Gute daran: Man kann sie nicht nur am Meer oder in einem Kurzentrum, sondern auch bei sich zu Hause in den eigenen vier Wänden durchführen. In diesem Kapitel erfahren Sie, wie das geht.

Vitalität, Schönheit und Gesundheit kann man bei einer Thalassotherapie tanken. Der Begriff leitet sich von den griechischen Worten *Thalassa* (das Meer) und *Therapeia* (die Pflege) her und bezeichnet eine Behandlungsmethode, die auf der heilenden, revitalisierenden Wirkung des Meerwassers und der Meeresalgen beruht. In Frankreich hat sie eine lange Tradition: Schon 1899 gründete Dr. Louis Bagot das erste Thalasso-Therapieinstitut in Roscoff an der Küste der Bretagne, wo hauptsächlich rheumatische Erkrankungen behandelt wurden. Bei uns erfreut sich diese Behandlungsmethode erst in letzter Zeit größerer Beliebtheit.

Der Begriff Thalassotherapie wurde bereits 1867 von dem französischen Arzt La Bonnadière geprägt.

Es ist eine ganzheitliche Therapie, die innerliche und äußerliche Behandlung miteinander verbindet. Die Therapie von innen besteht im Verzehr bestimmter Algenkapseln, -drinks und -tees; oft stehen Meeresalgen bei einer solchen Kur auch auf dem Speiseplan. Äußerlich wird die Therapie durch Massagen, Packungen, Bäder, Gesichtsmasken, Cremes und andere Präparate auf der Basis von Algen und Meeressedimenten ergänzt. Denn schon 1952 haben Wissenschaftler den Nachweis erbracht, dass Jod und andere Wirkstoffe von Algen durch die Haut in unseren Organismus eindringen: Schon zehn Minuten nach dem Auftragen einer jodhaltigen Algencreme ist das Jod im Blutkreislauf nachweisbar.

Die Thalasso-Methode ist wissenschaftlich fundiert: Überall auf der Welt betreiben Meereslaboratorien Algenforschung und liefern die Grundlagen für die Entwicklung neuer Thalasso-Präparate.

Eine Wohltat für den ganzen Körper

Durch Thalassotherapie kann man eine Vielzahl gesundheitlicher Probleme lindern, ja zum Teil sogar völlig beseitigen. Zunächst einmal kann man den Körper gründlich entschlacken (da die Algenwirkstoffe den Stoffwechsel anregen und den Abbau von Gift- und Fettstoffen beschleunigen) und gleichzeitig remineralisieren, das heißt, bestehende Mineralstoffmängel ausgleichen. Viele Menschen verzehren einzelne Mineralstoffe in Form von Nahrungsergänzungsmitteln, um einen Mineralstoffmangel zu beheben oder ihm vorzubeugen. Algenpräparate sind solchen Mitteln jedoch haushoch überlegen, da die Mineralstoffe hier in organisch gebundener Form und natürlicher Kombination vorliegen und daher vom Körper viel besser aufgenommen werden können. Eine Studie hat beispielsweise gezeigt, dass die Magnesiumfixierung im Körper bei Einnahme eines Algendrinks mit Magnesium um 40 Prozent höher ist als bei einer Therapie mit herkömmlichen Magnesiumpräparaten.

Bereits 1750 heilte der englische Arzt Richard Russel verschiedene Hauterkrankungen mit Algen.

Auch gegen Stress wirkt eine Thalassotherapie wahre Wunder. Außerdem stärkt sie das Immunsystem und

Die Thalassotherapie will auf Körper und Psyche wirken.

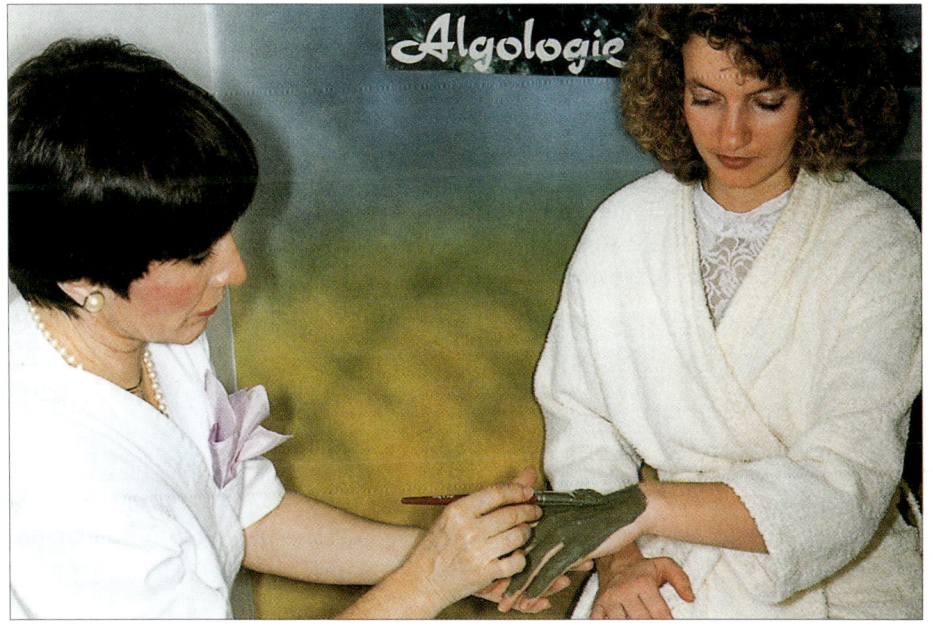

kann – je nach Art der eingesetzten Präparate – gegen Durchblutungsstörungen und Venenerkrankungen helfen. Besonders erfolgreich wird sie bei Hautproblemen (Neurodermitis, Psoriasis, Akne) und rheumatischen Leiden (Arthritis, Arthrose, Gicht, Schleimbeutelentzündung, Tennisarm, Weichteil- und Muskelrheumatismus) eingesetzt, ja sogar bei Sportverletzungen kann sie hilfreich sein. Selbst Darmerkrankungen wie chronische Verstopfung und Morbus Crohn wurden durch Thalassotherapie schon gelindert, zum Teil sogar ausgeheilt.

Natürliche Schönheit von innen heraus

Die bei der Thalassotherapie verzehrten Algenpräparate sind keine Medikamente, sondern Nahrungsergänzungsmittel. Mittlerweile werden sie aber von vielen Ärzten schon wie Medikamente eingesetzt.

Aber auch Probleme mehr kosmetischer Art wie Übergewicht, Zellulitis, fettige und unreine Haut, Falten, Couperose, Haarausfall, zu fettiges oder zu trockenes Haar bekommt man damit in den Griff. Bei vielen Krankheiten ist diese Therapie begleitend zu anderen Medikamenten und Behandlungsmethoden einsetzbar. Nicht immer kann sie die Beschwerden völlig beseitigen, aber sie reduziert sie meistens auf ein Maß, mit dem die Menschen weitaus besser leben können.

In Frankreich, dem Ursprungsland der modernen Thalassotherapie, findet man an der Küste sehr viele Thalasso-Kurzentren. Hier kann man das Nützliche mit dem Angenehmen verbinden und einen Kuraufenthalt in herrlicher Landschaft und dem gediegenen Ambiente eines Seeheilbades genießen.

Eine solche Thalassotherapie an der See hat den Vorteil, dass man die gesundheitliche Wirkung noch durch Bewegung im Meer (oder Meerwasser-Swimmingpool) unterstützen kann. Auch das Meeresklima wirkt sich positiv aus: Es übt einen Reiz auf unseren Organismus aus, der den Stoffwechsel anregt und das Immunsystem stärkt. Die Meeresluft lindert Atemwegserkrankungen, Allergien und Hautkrankheiten wie Psoriasis.

Doch nicht immer hat man die Möglichkeit, einen Kururlaub am Meer zu machen. In Frankreich dürfen nur Kurzentren, die direkt am Meer liegen, die Bezeichnung „Thalasso-Therapieinstitut" führen. Bei uns ist das noch anders: Im Binnenland wird die Thalassotherapie in Ermangelung von Meerwasser in Orten durchgeführt, die Thermalbäder haben. Das Thermalwasser unterstützt und ergänzt die heilende Wirkung der Algen.

In beiden Fällen wird man vor der Behandlung erst einmal gründlich vom Badearzt durchgecheckt. Er prüft Herz, Kreislauf und allgemeine Belastbarkeit und erstellt dann ein individuelles Therapieprogramm für den Patienten.

Eine Thalasso-Kur sollte mindestens vier Wochen dauern.

Thalassotherapie in den eigenen vier Wänden

Glücklicherweise gibt es aber auch die Möglichkeit, sich „das Meer nach Hause zu holen" und sich eine Thalassotherapie in den eigenen vier Wänden zu gönnen. Viele Anwendungen lassen sich nämlich auch zu Hause problemlos durchführen. Die Präparate, die man dafür braucht, gibt es zum Teil in der Apotheke; man kann sie aber auch beim Spezialversand Labor für Meeresforschung in Saarbrücken (Adresse siehe Anhang) beziehen.

Auch hier ist es allerdings ratsam, sich im Fall einer Jodunverträglichkeit von einem Arzt beraten zu lassen. Denn da das Jod ja auch bei äußerlich anzuwendenden Präparaten (Packungen, Bädern usw.) durch die Haut in den Blutkreislauf gelangt, gilt hier das Gleiche wie für den Genuss von Meeresgemüse und den Verzehr von

Adressen von Thalasso-Kurzentren und Ärzten, die bei Thalasso-Behandlungen beraten, können Sie bei der Firma Thalasso Plus erfragen.

Nahrungsergänzungsmitteln auf Meeresalgen-Basis: Patienten, die an einer Jodallergie oder Schilddrüsenerkrankung leiden, müssen vor dem Einsatz solcher Präparate auf jeden Fall ihren Arzt fragen und sollten die Therapie von ihm überwachen lassen. Mittlerweile gibt es schon etliche Ärzte, die mit der Thalassotherapie vertraut sind und sogar Hausbesuche bei ihren Patienten machen, um die Behandlungen (beispielsweise Körperpackungen bei rheumatischen Beschwerden) dort durchzuführen.

Im Zweifelsfall beginnt man die Therapie einschleichend mit kleinen Jod-Dosen, die man dann langsam steigert. Das lässt sich leicht machen, indem man mit Algen beginnt, die wenig Jod enthalten (siehe Tabelle im ersten Kapitel dieses Buches). Selbst bei Jodunverträglichkeit wird eine solche vorsichtige, einschleichende Therapie häufig gut vertragen, da das Jod dem Körper hier in einer organischen, biologisch verfügbaren Form angeboten wird und nicht einfach als synthetisches Präparat.

In der Schwangerschaft sollte ab dem 6. Monat keine Thalassotherapie mehr durchgeführt werden.

Außer Jodunverträglichkeit gibt es noch weitere Kontraindikationen gegen eine Thalassotherapie (bzw. gegen balneotherapeutische Anwendungen): zum Beispiel entzündliche Prozesse im Körper, offene Wunden, Herzinfarkt, zu hoher Blutdruck, Asthma, Tumorerkrankungen und starke Depressionen. All das muss der Arzt abklären, ehe er seinem Patienten zu einer solchen Therapie rät.

Eine Thalasso-Plus-Heimkur sollte mehrere Monate dauern und natürlich muss man die Anwendungen regelmäßig durchführen. Man braucht schon ein wenig Geduld, denn wie bei jeder natürlichen, ganzheitlichen Therapie stellen die Erfolge sich nicht sofort, sondern erst nach einiger Zeit ein.

Auf den folgenden Seiten werden exemplarisch einige Behandlungspläne für Thalassotherapien vorgestellt, die sich gut zu Hause durchführen lassen. Die genannten Produkte sind bei der Firma Thalasso Plus erhältlich.

▶ Drainage (Entschlackung und Reinigung des gesamten Organismus)

Innerlich: 3-mal täglich 1 *Algen Vital Kapsel D* (enthält einen Komplex aus 12 Nahrungsmittelalgen, Sellerie und Mate). Dadurch wird eine gründliche Reinigung des Gewebes erreicht, gleichzeitig durch den Reichtum an Mineralien aber auch eine Remineralisierung.

1 Algen Vital-Kapsel D enthält 50 Mikrogramm Jod; d. h., mit 3 Kapseln täglich können Sie mehr als die Hälfte Ihres Jodbedarfs decken.

Äußerlich: *Algen Vital Meereskomplexbad W*: während einer Kur zwei bis drei Bäder pro Woche, später zur Erhaltungstherapie ein Bad pro Woche (bitte Baderegeln auf Seite 60 beachten).

Das Meereskomplexbad ist wichtig für die Verbesserung der Mikrozirkulation. Es enthält Meersalz, den frisch gepressten Saft von etwa 30 verschiedenen Algen, Wacholderbeeren- und Lavendelöl.

Vor jedem Algen-Vollbad sollten Sie die verhornten Hautschüppchen mit der *Algen Peeling Seife Algologie* abtragen. (Ablagerungen von Talg und Stoffwechselschlacken können das Eindringen der Wirkstoffe beeinträchtigen.) Anschließend duschen, dann in die Badewanne.

Unterstützend wirkt ein Leberwickel mit Algenpulver. Rühren Sie z. B. *Thalasso Plus Lithothamnionpulver* mit warmem Wasser an und tragen Sie diese Paste auf den Bereich der Leber auf. Legen Sie darüber eine Plastikfolie, ein warmes Handtuch und eine Wärmflasche. Ca. 20 Minuten einwirken lassen, dann abnehmen und (z. B. mit einem Schwamm) Reste der Algen abwaschen.

Die Dauer der hier beschriebenen Heimkuren hängt davon ab, wie ausgeprägt das Problem ist, wie lange es schon besteht usw. 3 Monate sollte eine Kur mindestens dauern, meistens werden es eher 6 Monate sein.

BADEREGELN

● Vor und während des Bades mit einem Thermometer (wird mitgeliefert) die Wassertemperatur kontrollieren und der beigefügten Temperaturtabelle entsprechend regulieren (je nach gewünschtem Effekt). 38 Grad Celsius dürfen bei Algenbädern ohne direkte ärztliche Aufsicht nie überschritten werden!

● Menge des Badezusatzes genau abmessen (Badewannen haben ein unterschiedliches Fassungsvermögen – daher die Wassermenge, die Ihre Badewanne fasst, beim ersten Mal am besten mit einem 10-Liter-Eimer prüfen!)

● Badedauer: mit fünf Minuten beginnen, einschleichend bis 20 Minuten steigern.

● Um eine optimale Wirkung zu erzielen, muss der Körper ganz ins Badewasser eingetaucht sein.

● Frühestens eine Stunde nach der letzten Mahlzeit baden.

● Im Algenbad dürfen Sie sich nicht einseifen und nach dem Baden auch nicht abfrottieren. Sie müssen sich in ein Badetuch hüllen, das auf der Heizung vorgewärmt worden ist. Ruhen Sie mindestens so lange, wie Sie gebadet haben. Die Algen wirken so bis zu 24 Stunden im Körper nach.

▶ Stärkung des Immunsystems

Innerlich: 3-mal täglich 1 *Algen Vital Kapsel LC* (Litho-thamnion calcareum-Alge). Dadurch werden Umweltgifte gebunden und ausgeschieden.

Täglich 1 Trinkampulle *Drink Antiradicalaire* (Cytofiltrat von Laminaria-Alge und Traubenkernöl) in ein Glas Wasser geben und trinken (zur Bekämpfung freier Radikale).

1 Algen Vital Kapsel LC enthält 50 Mikrogramm, 1 Trinkampulle Drink Antiradicalaire 65 Mikrogramm Jod.

Äußerlich: Zur Entfernung der Stoffwechselschlacken von der Hautoberfläche verwenden Sie täglich eine Algenseife. 2-mal pro Woche nehmen Sie ein Vollbad mit dem *Thalasso Plus Frischalgenbad*. Als Kur sind mindestens 20 Bäder notwendig. Außerdem sind regelmäßige Leberwickel empfehlenswert (siehe oben).

▶ Tonisierung

Innerlich: 3-mal täglich 1 *Thalasso Plus Kapsel T* (enthält u. a. Nori, Ulva lactuca und die ätherischen Öle von Rosmarin und Zypresse).

Etwa 15 Tage lang täglich 1 Trinkampulle *Algen-Drink Tonus* in 1 Glas stillem Mineralwasser trinken (enthält Cytofiltrat der Laminaria-Alge und einen Guarana-Samenextrakt; stimuliert die Zellen, schenkt Kraft und Ausdauer).

1 Thalasso Plus Kapsel T enthält 50 Mikrogramm, 1 Trinkampulle Algen-Drink Tonus 80 Mikrogramm Jod.

Äußerlich: 1–2-mal pro Woche ein *Thalasso plus Frischalgenbad.*

Nach dem Baden und auch sonst täglich *Maceration d'Algues Algologie* zur gleichzeitigen Straffung des Gewebes auftragen. (Dieses Konzentrat aus Meeresalgen regt den Stoffwechsel und somit die natürliche Zellerneuerung

Cytofiltration ist ein spezielles weltpatentiertes Herstellungsverfahren zur schonenden Gewinnung der intrazellulären Flüssigkeit frischer Algen. Dadurch bleiben alle Mineralien, Spurenelemente, Aminosäuren und Vitamine erhalten.

an.) Sollte die Haut danach spannen, tragen Sie die *Algen-Centella-Körpermilch Algologie* darüber auf, die für eine optimale Durchfeuchtung sorgt.

▶ Regeneration

Eine Regeneration kann nur auf „gereinigtem Terrain" erfolgen. Das bedeutet, dass Sie der Regenerationsbehandlung in jedem Fall eine Drainage vorschalten sollten. Die darauf folgende Regenerationstherapie hängt davon ab, welche Grundprobleme Sie haben und behandeln lassen müssen.

Bei Couperose:

1 Trinkampulle Algen-Drink C enthält nur 0,1 Mikrogramm Jod; 1 Algen Vital Kapsel D hat einen Jodgehalt von 50 Mikrogramm.

Innerlich: 1-mal täglich 1 Trinkampulle *Algen-Drink C* (mit dem Cytofiltrat der Alge Delesseria sanguinea, Johannistüpfelkraut und gelbem Steinklee, zur besseren Entstauung der Gefäße und Stabilisierung der Gefäßwände). Dieser Algen-Flüssigextrakt lässt sich mit der *Algen Vital Kapsel D* kombinieren (3-mal täglich 1 Kapsel), da bei Couperose oft auch eine Verschlackung im Kapillarbereich vorliegt.

Äußerlich: Die Behandlung darf nicht durchblutungsanregend sein. Stoffwechselschlacken und eventuelle Make-up-Reste werden sanft mit *Algen-Reinigungsmilch Algologie* entfernt. Danach sorgfältig mit Watte *Thalasso Plus Couperose-Lotion* aus Cytofiltrat der Delesseria-sanguinea-Alge auftragen und als Tagesschutz die gefäßstabilisierende Pflegecreme *Iodus Complexe régénérant*, darüber die gefäßabdichtende *Couperosal-Tagescreme*. Für die Nacht *Couperosal-Nachtcreme* zur unterstützenden Entlastung und Kräftigung der Gefäße.

Bei Falten:

Innerlich: 3-mal täglich 1 *Feuchtigkeitsperle M* (aus einem Algenkomplex mit hautspezifischen Aminosäuren; gewährleistet durch ihren Mineralienreichtum eine optimale Versorgung der Zellen und verbessert damit das Wasserbindungsvermögen der Haut). Bei der Ernährung auf die Zufuhr von ungesättigten Fettsäuren achten! (Gesättigte Fettsäuren sind vorwiegend in Fleisch und Milchprodukten, ungesättigte Fettsäuren in Fisch, Pflanzenöl und Margarine enthalten.)

In den ersten 15 Tagen der Kur 1-mal täglich 1 Trinkampulle *Drink Antiradicalaire* (mit Laminaria-Alge und Traubenkernöl) zur optimalen Anregung des Zellstoffwechsels. Außerdem mehrere Monate lang täglich *Borretschöl* und *Kapelanöl* (Neue Micronutrition; von jeder Sorte täglich mehrere Pumpstöße).

Gesättigte Fettsäuren erhöhen den Cholesterinspiegel, ungesättigte senken ihn.

1 Feuchtigkeitsperle M enthält 5 Mikrogramm, 1 Trinkampulle Drink Antiradicalaire 65 Mikrogramm Jod.

Äußerlich: Tägliche Reinigung mit *Algen-Reinigungsmilch Algologie*, danach *Meerwasserlotion Algologie* zur Stabilisierung des Hauttonus.

Außerdem kann täglich eine Algenmaske aufgetragen werden, und zwar im Wechsel einen Tag frische Algen-Maske *Bouillie d'Algues Algologie* 3 Minuten lang auf Gesicht und Hals einmassieren, dann lauwarm abspülen; am anderen Tag *Algen-Gelee-Maske Algologie* (gut zur Durchblutung und Straffung der Haut). Auch diese Maske braucht nur wenige Minuten Einwirkzeit. Nach dem Abnehmen unbedingt nochmals mit Meerwasserlotion *Embrun de Mer* oder *Lotion aquamarine Algologie* behandeln!

Bei größeren Faltenproblemen empfiehlt sich nach der Maske die Anwendung der *Equinoxe-Ampullen* (Konzentrat aus 50 Prozent Algen und 50 Prozent Centella asiatica; wirkt auch der Erschlaffung der Haut entgegen).

Die Inhaltsstoffe der in den Tropen beheimateten Centella asiatica straffen die Haut und regen die Bildung neuer Kollagenfasern an.

Die tägliche Pflege mit *Phytohormoncreme Algologie* (Tagescreme mit natürlichem Perhydrosqualen, einem Bestandteil des menschlichen Hauttalgs, und Extrakt aus 17 Prozent Frischalgen) sorgt für eine optimale Durchfeuchtung der Haut. Für die Nacht tragen Sie *Creme rééquilibrante* mit DNS oder *Gel régénérateur de nuit* auf, das neben Algenextrakten die Vitamine A und E und Ylang-Ylang-Öl enthält.

Bei schwachem Bindegewebe:

3 E + M Duo-Kapseln I und 3 E + M Duo-Kapseln II (also die empfohlene Tages-Gesamtmenge) enthalten zusammen ca. 160 Mikrogramm Jod.

Innerlich: 2 Monate lang 3-mal täglich jeweils 1 *E + M Duo-Kapsel I* und 1 *E + M Duo-Kapsel II*. Nehmen Sie diese beiden Kapseln immer in Kombination.

„E + M" steht für „Erde und Meer". Die *E + M Duo-Kapsel I* enthält neben der Wakame-Alge Portulak, das auch reinigende, drainierende Eigenschaften hat. Die *E + M Duo-Kapsel II* enthält Wakame, Fenchel und Magnesium, außerdem Lysin und Methionin – hautspezifische Aminosäuren zur Regeneration und zum Aufbau von Bindegewebe.

Äußerlich: 1–2-mal pro Woche *Bain Algarom Algologie* (Frischalgenbad), gemischt mit *Aromaölbad Nr. 1* aus den ätherischen Ölen von Citronelle, Rosmarin, Eukalyptus u. a. Tägliches Auftragen von *Maceration d'Algues Algologie* auf den ganzen Körper, um eine optimale Regeneration des Gewebes zu erreichen.

1–2 Ganzkörperpackungen pro Woche mit *Frischalgenpackung* aus Ascophyllum nodosum sind ebenfalls empfehlenswert, da hierbei eine direkte Aufnahme der Wirkstoffe erreicht wird. Tragen Sie hierzu die Algencreme gleichmäßig mit der Hand auf, wickeln Sie dann eine Plastikfolie um Ihren Körper und decken Sie sich mit einer warmen Decke zu. Nach ca. 30 Minuten lauwarm unter der Dusche abspülen und *Maceration d'Algues Algologie* auftragen.

▶ Akne

Bei Akne ist es wichtig, sowohl das alte, verhärtete Fett zu entfernen als auch die Fettproduktion zu regulieren und natürlich auch eventuell vorhandene Narben zu verbessern.

Innerlich: 1-mal täglich *Algen-Drink Pureté de la peau* (95-prozentiges Cytofiltrat, d. h. intrazelluläre Flüssigkeit, aus der Braunalge Laminaria, dazu Cytofiltrat aus Klette mit Zink).

1 Fläschchen Algen-Drink Pureté de la peau enthält 30 Mikrogramm Jod.

3-mal täglich 1 *Algen Vital Kapsel AF* (aus Algen und einer speziellen Tonerdemischung; absorbiert Fett).

Äußerlich: Von außen ist nach der schonenden Reinigung mit *Algen-Reinigungsmilch, Algologie* die Nachreini-

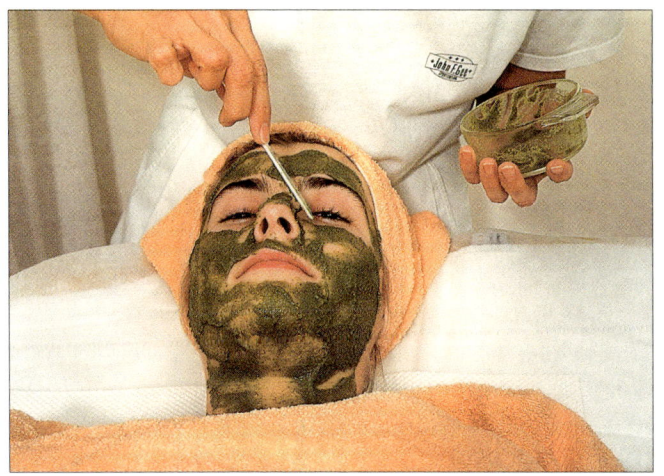

Diese Kur muss mindestens 3 Monate lang durchgeführt werden.

gung mit einer alkoholfreien *Thalasso Plus Nachreinigungs-lotion* wichtig.

Bei leichter Akne kann 1–2-mal wöchentlich ein *Meeres-Sediment-Peeling Algologie* durchgeführt werden. Dieses Peeling ist nichts anderes als eine sehr mineralienreiche Maske, die einerseits Fett auflöst und andererseits gleichzeitig noch als Peeling eingesetzt werden kann.

Für schwerere Formen der Akne stehen weitere Masken und Pflegepräparate zur Verfügung.

Nach Abrubbeln des Peelings wird *Meerwasserlotion* und zur Pflege *Thalasso Plus Ausgleichsemulsion* (eine Tagespflege ohne Fett mit Algenwirkstoffen, die den Hautstoffwechsel regulieren) aufgetragen.

Sollten nach Abheilen von Aknepusteln Narben entstanden sein, tragen Sie jeden Abend *Gel centella asiatica* auf die beschädigte Hautstelle auf. (Dies dient gleichzeitig auch der Vorbeugung von Narbenbildung.) Algenextrakte und Centella asiatica ermöglichen eine optimale Regeneration des Gewebes.

▶ Haarprobleme

Haaranalysen (25 Haare von verschiedenen Kopfstellen mit der Wurzel ausreißen und einschicken) und Beratung mit Behandlungsvorschlägen bei der Firma Thalasso Plus in Saarbrücken.

Bei Haarproblemen unterscheiden wir
● trockene Haare und trockener Haarboden
● fettige Haare und fettiger Haarboden
● trockene Seborrhö, das heißt fettiger Haarboden mit trockenen Haaren.

Bei allen drei Formen kann gleichzeitig auch Haarausfall auftreten.

Innerlich: Zur Stabilisierung der Haarwurzel 15 Tage lang täglich 1 Fläschchen *Algen-Cytofiltrat-Drink Cheveux et ongles* (aus der intrazellulären Flüssigkeit von Laminaria-Algen mit den Vitaminen B_5, B_6 und B_8) in 1 Glas Wasser vermischen.

Danach 3-mal täglich 1 *Algen Vital Haarkapsel R* (aus Meeresalgen und Bierhefe, mit Vitamin B_{12} u. a., zur Nährstoffdeckung der Haarwurzel).

Sollte die Haarwurzel bzw. der Haarboden fett sein, verzehren Sie zusätzlich zur *Algen Vital Haarkapsel R* 3-mal täglich 1 *Algen Vital Haarkapsel AF*, um das überschüssige Fett zu absorbieren, da es sonst die Haarwurzel isoliert, sodass die wichtigen Nährstoffe nicht aufgenommen werden können.

Äußerlich: Zur äußerlichen Behandlung gibt es spezielle Shampoos:
- *Algen Tonerde Thalasso Plus* bei fettigem Haar
- *Algen Monoi Thalasso Plus* bei trockenem Haar
- *Algen Thalasso Plus* bei regenerationsbedürftigem Haar

Sehr wichtig ist die regelmäßige Verwendung von *Algen Vital Haarwasser R* (Regeneration) oder *AF* (Anti-Fett – bei fettem Haarboden). Hier sind die Aktivstoffe aus ca. 30 frisch gepressten Algen mit Kräutern als Regulatoren wirksam.

Das *Algen Vital Haarwasser* kann täglich direkt auf die Kopfhaut aufgetragen werden.

Wenn das Haar trocken ist, sollten Sie nach der Haarwäsche die *Algen Vital Haarpackung R* 20–30 Minuten unter einem Häubchen einwirken lassen. Sie besteht aus Algen, natürlichem Vitamin E, schwefelhaltigen Aminoverbindungen und Vitamin-B-Komplex.

Bei fettigem Haar und fettem Haarboden verwenden Sie die *Algen Vital Haarpackung AF* aus Algen und Tonerde mit antibakteriellem Effekt. Wenn die Haare trocken sind und der Haarboden fett, *Haarpackung AF* nur auf die Kopfhaut geben und auf die Haarlängen *Haarpackung R* (Regeneration).

1 Algen Vital Haarkapsel R enthält 50 Mikrogramm, 1 Algen Vital Haarkapsel AF ca. 5 Mikrogramm, 1 Fläschchen Algen-Cytofiltrat-Drink Cheveux et ongles 80 Mikrogramm Jod.

Die Packungen müssen nach der Einwirkzeit sehr gründlich mit lauwarmem Wasser ausgespült werden.

▶ Übergewicht

1 Algen-Komplex-Kapsel enthält 50 Mikrogramm Jod, 1 Trinkampulle Cytofiltrat Régulateur d'Appétit und 1 Trinkampulle Algen Drink Drainage jeweils 40 Mikrogramm.

Innerlich: 3-mal täglich 1 *Algen-Komplex-Kapsel* als entschlackende Unterstützung und Jodlieferant. Wichtig ist die Drainage, die durch den Meeresalgenkomplex (u. a. Fucus, Laminaria, Himanthalia) erreicht wird.

Zur Regulierung des Hungergefühls sollten Sie etwa $1/2$ Stunde vor der Hauptmahlzeit 1 Trinkampulle *Cytofiltrat Régulateur d'Appétit* trinken. Neben den entschlackenden Eigenschaften der Fucus-Algen wirkt das Cytofiltrat der Garcinia-Pflanze hervorragend bei Neigung zur vermehrten Ansammlung von Fettzellen.

Zwischen zwei Kapselkuren kann man den Algen Drink *Drainage* trinken (15 Tage lang täglich 1 Fläschchen in 1 Glas Wasser; danach fahren Sie wieder mit der *Algen-Komplex-Kapsel* fort). Die Cytofiltrate von Fucus-Alge und Wiesengeißbart unterstützen die Entschlackung und den Abbau von Fettzellen.

Äußerlich: 2–3-mal pro Woche nehmen Sie ein Algenbad, z. B. *Bain algarom*, kombiniert mit *Aromaölbad Nr. 4* und *Nr. 6 Algologie* (wirkt entschlackend durch die Kombination der ätherischen Öle von Thymian, Quendel, Citronelle, Sassafras u. a.). Vor dem Algenbad verwenden Sie *Algenpeeling-Seife*, um eine bessere Penetration der Algenwirkstoffe durch die Haut zu erreichen.

Wichtig ist nach dem Bad eine Algenpackung, z. B. mit *Fucus-Algenpulver Algologie*: Pulver anrühren und 1–2 Esslöffel *Aromaölbad Nr. 6 Algologie* beimischen, gleichmäßig auftragen und – sofern keine Venenerkrankung vorliegt – unter Wärme (z. B. Heizkissen) einwirken lassen. Danach unter der Dusche abspülen, aber nicht abseifen, damit die Wirkstoffe nicht ausgespült werden. Nach dem Abtrocknen *Macération CMS Algologie* auftragen. (Dieses Algenkonzentrat mit Efeuextrakt trägt dazu bei, zu drainieren, die Fettzellen abzubauen und hat auch einen straffenden Effekt.)

▶ Zellulitis

Innerlich: 2 Monate lang 3-mal täglich 1 *Algen Vital Kapsel D* (aus 12 Nahrungsmittelalgen, Sellerie und Mate), um eine gute Drainage zu erreichen. Dann 15 Tage lang täglich 1 Fläschchen *Cytofiltrat Drainage* aus Fucus-Alge und Wiesengeißbart.

Wenn gleichzeitig eine Bindegewebsschwäche vorliegt, nehmen Sie im Anschluss daran *E + M Duo-Kapsel I und II* (3-mal täglich jeweils 1 Kapsel). Die *E + M Duo-Kapsel I* ermöglicht eine optimale Drainage des Gewebes; die *E + M Duo-Kapsel II* sorgt durch Wirkstoffe der Wakame-Alge und hautspezifische Aminosäuren zusätzlich für eine gute Bindegewebsstraffung.

1 Algen Vital-Kapsel D enthält 50 Mikrogramm Jod, 1 Fläschchen Cytofiltrat Drainage 40 Mikrogramm. Die empfohlene Gesamtmenge der E + M Duo-Kapseln I und II (also 6 Kapseln) enthält ca. 160 Mikrogramm Jod.

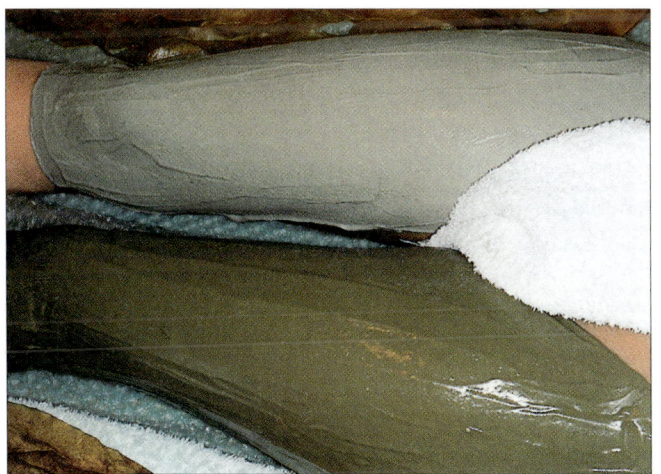

Zur Behebung einer Bindegewebsschwäche ist eine Algenpackung optimal.

Äußerlich: Zur Unterstützung der Entschlackung 1–2-mal pro Woche *Frischalgenbad Thalasso plus* mit anschließender Algenpackung. Für die Eiligen: *Algen-Flüssigpackung Thalasso Plus* (hoch konzentrierter Algenwirkstoff) – einfach auftragen, Körper in Folie hüllen und unter eine warme Decke legen. Wenn Sie etwas mehr Zeit haben, verwenden Sie die *Thalasso plus professional Packung*. Hierzu rühren Sie das Algenpulver (aus ca. 10 Algen mit Guarmehl) mit warmem Wasser zu einem geschmeidigen Brei an und tragen Sie diesen gleichmäßig auf die so genannten Problemzonen auf. Decken Sie die Packung gut mit Folie ab und lassen Sie sie mindestens 30 Minuten unter Wärmezufuhr einwirken.

Nach der Einwirkzeit die Packung gut abspülen und *Algen Vital Gel forte* einmassieren. Sollte täglich 1–2-mal (z. B. nach einer Bürstenmassage) auf die Zellulitestellen einmassiert werden.

Da man die Probleme nur durch eine ganzheitliche Behandlung wirklich angehen kann, empfiehlt sich ergänzend zu all diesen Thalasso-Therapieplänen eine Vollwerternährung.

▶ Rheuma

Innerlich: Von innen muss auf eine optimale Gefäßversorgung ebenso geachtet werden wie auf eine gründliche Entschlackung und Remineralisierung.

Ca. 20 Tage lang täglich 1 Trinkfläschchen *Algen Drink C* aus der Delesseria-sanguinea-Alge, um die Fließfähigkeit des Blutes zu verbessern und somit einen besseren Abtransport der Schlacken aus dem Gewebe zu ermöglichen.

3-mal täglich 1 *Algen-Komplex-Kapsel* (12 Nahrungsmittelalgen, Mate, Sellerie – viele Mineralien, Spurenelemente und Aminosäuren).

Ebenso wichtig ist die tägliche Aufnahme von *Thalasso Plus Kapelanöl*, das direkt auf die Nahrung aufgesprüht

3 Algen-Komplex-Kapseln liefern 150 Mikrogramm Jod, decken somit mehr als die Hälfte des Tagesbedarfs und stabilisieren den Stoffwechsel.

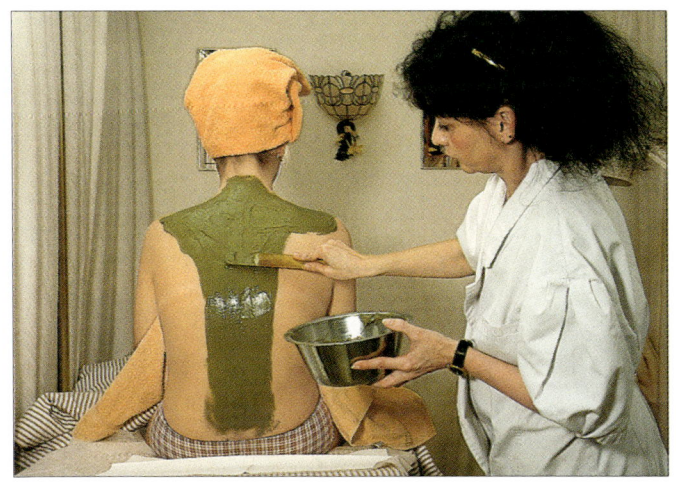

Zu allen Problemen gibt es weitere oder auch alternative Behandlungsmöglichkeiten. Bei der Firma Thalasso plus kann man auch Analyse-Fragebögen zur ganz individuellen, gezielten Behandlung von Problemen anfordern.

werden kann (2-mal 2 Pumpstöße täglich, z. B. auf Brot oder Fisch).

Das Kapelanöl stammt von einem Zwerglachs, der im Nördlichen Eismeer zu Hause ist. Das Öl enthält Omega-3- und Omega-9-Fettsäuren.

Äußerlich: Für alle, die Schwitzen in der Sauna nicht vertragen, empfiehlt sich ein *Auslaugebad*. Hierbei werden dem Körper die Schlacken passiv entzogen (1-mal pro Woche ca. 45–60 Minuten bei körpertemperaturwarmem Wasser).

2–3-mal pro Woche wenden Sie ein *Algen Vital Meereskomplexbad W* an. Dies ist eine hochwertige Badetherapie aus reinem Meersalz, Zellsaft aus ca. 30 Meeresalgen und Wacholderbeerenöl (kann auch als Fußreflexzonenbad eingesetzt werden).

Eine Packung, z. B. mit *Boue marine Thalasso Plus* (Meeresschlamm), auf betroffene Stellen ermöglicht eine optimale Entlastung des rheumatischen Areals.

Mehrmals täglich können Sie den Reflexzonenbalsam R auf die schmerzenden Stellen und auf Reflexzonen auftragen.

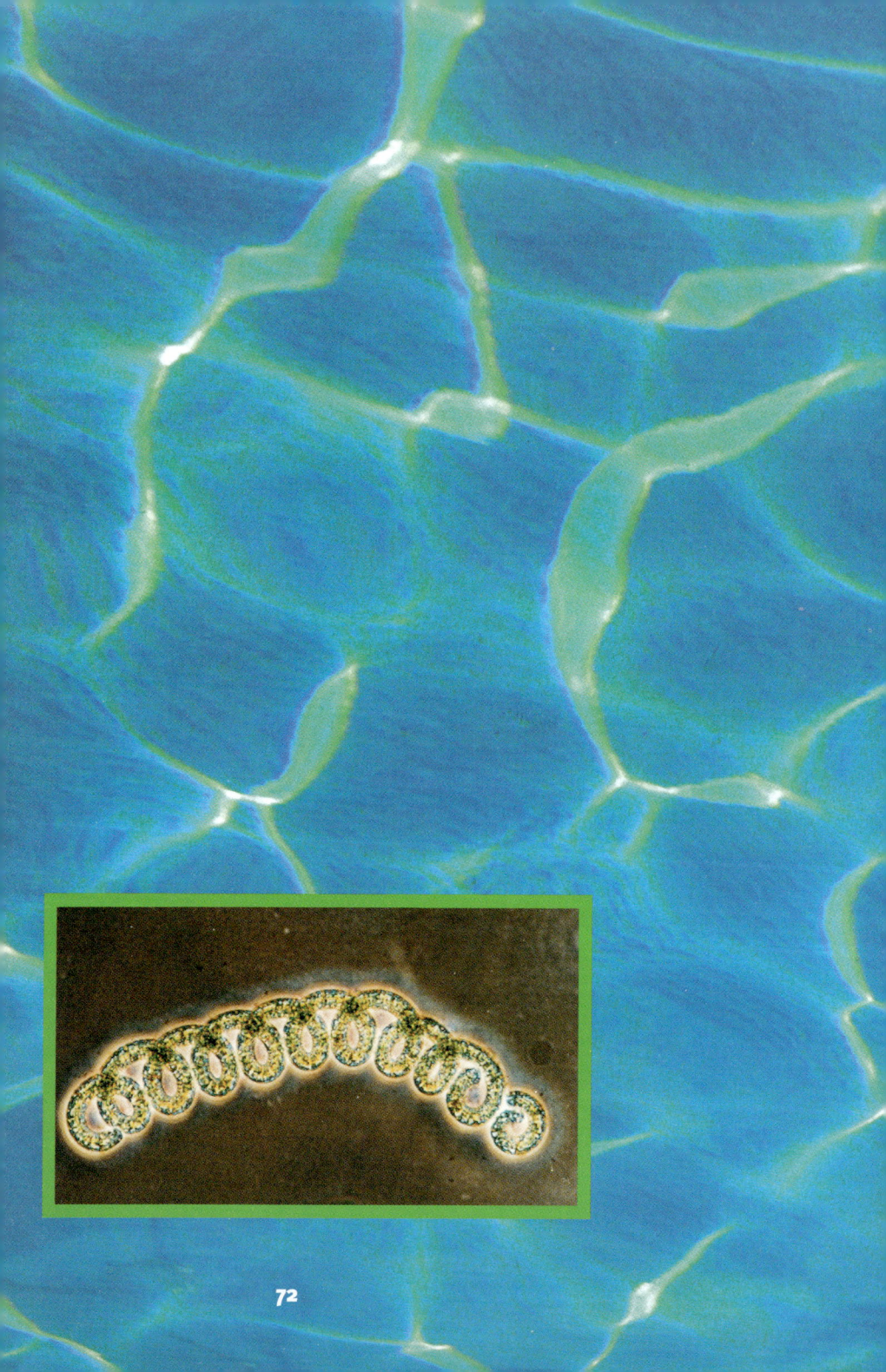

Mehr Power mit Süßwasser- algen

Neben Meeresalgen gibt es auch noch verschiedene Süßwasseralgen. Sie enthalten im Gegensatz zu den meisten Meeresalgen so gut wie gar kein Jod, stehen den Tangen aus dem Ozean jedoch sonst an wertvollen Inhaltsstoffen kaum nach. Auf dem Markt sind sie als Nahrungsergänzungsmittel in Pulver- oder Tablettenform erhältlich. Dieses Kapitel verrät Ihnen alles Interessante und Wissenswerte über diese gesunden, nahrhaften Mikroalgen.

Als Hernando Cortez 1519 das Reich der Azteken eroberte, fiel ihm auf, dass diese Indianer auf den Seen Mexikos feine Netze auslegten, mit denen sie einen grünen Brei von der Wasseroberfläche abschöpften. Dieser wurde dann an der Sonne getrocknet und zu Fladen verarbeitet.

Was Cortez da gesehen hatte und sogar in seinen Memoiren erwähnte, war *tecuitlatl*, eine Kraftnahrung, der die Azteken beinahe übernatürliche Wirkungen zuschrieben. Heute wissen wir, dass sie aus Spirulina bestand, einer blaugrünen Mikroalge, die in Seen mit hohem Salzgehalt wächst, wie es sie auf den mexikanischen Hochebenen gibt. Auch die Mayas kultivierten diese Alge in einem verschlungenen Netz aus Kanälen. Doch als das Aztekenreich unterging und die Spanier europäische Haustiere – und damit auch europäische Ernährungsgewohnheiten – in Mexiko einführten, geriet die nahrhafte Alge bald in Vergessenheit.

Eine uralte Kraftnahrung

Jahrhunderte später – im Jahr 1964 – entdeckte der belgische Botaniker Jean Leonard auf Eingeborenenmärkten in Tschad ganz ähnliche bläulichgrüne Kuchen. Neugierig ging er der Sache nach und stellte fest, dass auch diese Fladen aus der blaugrünen Alge Spirulina hergestellt wurden, die in dem salzhaltigen Tschadsee gedieh.

Noch heute ist Spirulina bei dem afrikanischen Stamm der Kanembou am Tschadsee ein äußerst beliebtes Nahrungsmittel.

Süßwasseralgen sind also keineswegs eine Entdeckung unseres Jahrhunderts, sondern wurden schon vor langer Zeit als gesunde, hochwertige Nahrung geschätzt. Wieder entdeckt wurde Spirulina allerdings tatsächlich erst in den vierziger Jahren dieses Jahrhunderts, und erst 20 Jahre später baute man sie erstmals im großen Stil an. Bald darauf begannen Wissenschaftler mit der Erforschung ihrer Inhaltsstoffe und medizinischen Wirkungen und machten dabei die erstaunlichsten Entdeckungen: Es zeigte sich, dass die Süßwasseralgen wahre „Kraftwerke" der Natur sind – eine Nahrung, die die hochwertigsten Inhaltsstoffe in äußerst konzentrierter Form enthält. Vor allem als Eiweißlieferanten sind sie von unschätzbarem Wert.

Das Welthungerproblem könnte gelöst werden

Und nicht nur das: Diese Mikroalgen, die im Gegensatz zu den Tangen im Süßwasser leben (außer Spirulina gibt es noch eine zweite, schon seit Jahrzehnten bekannte und bewährte Art, Chlorella), sind ungeheuer ökonomisch im Anbau. Sie vermehren sich mit rasanter Geschwindigkeit und liefern mehr Ertrag pro Hektar als jedes andere Lebensmittel. Die Grünalge Chlorella kann sich unter günstigen Wachstumsbedingungen innerhalb von 24 Stunden um das 40-Fache vermehren. Sie liefert pro Hektar 20-mal soviel Eiweiß wie Sojabohnen und 95-mal soviel Eiweiß wie Weizen. Und Eiweiße tierischer Herkunft, die fünfmal so viel Bodenfläche erfordern wie Getreide, lässt diese mikroskopisch kleine Power-Alge natürlich erst recht weit hinter sich.

Ähnliches gilt für Spirulina: Diese Alge gedeiht selbst unter extremen Bedingungen, in denen die meisten anderen Pflanzen resigniert das Handtuch werfen würden. Unfruchtbares Land macht ihr nichts aus, sie akzeptiert sogar Wüste – im Gegenteil, gerade in Gegenden mit intensiver Sonneneinstrahlung läuft sie zu Höchstform auf. Daher kann sie auch in Regionen angebaut werden, in denen sonst beim besten Willen nichts Essbares mehr wächst; und was den Ertrag anbelangt, ist sie ähnlich ergiebig wie Chlorella.

Deshalb eignen diese Mikroalgen sich hervorragend zum Anbau in Dritte-Welt-Ländern: Mit geringem Aufwand lässt sich eine äußerst hochwertige Nahrung produzieren. Mittlerweile gibt es tatsächlich schon verschiedene Projekte, in denen Mikroalgen in von Hungersnot bedrohten Dritte-Welt-Regionen kultiviert werden.

Doch nicht nur für unterernährte Menschen, nein, auch für unsere Wohlstandsgesellschaft sind diese Algen von unschätzbarem Wert; denn sie helfen uns, Mangelerscheinungen und gesundheitliche Schäden auszugleichen, die bei uns aufgrund falscher Ernährung und wachsender Umweltbelastung immer häufiger entstehen.

Als Vorbeugung gegen Jodmangel eignen sich die Süßwasseralgen allerdings nicht; denn diese enthalten kaum mehr Jod als Gemüse. Andererseits sind sie aber durchaus eine ideale Alternative für alle Menschen, die kein Jod vertragen.

Spirulina – blaugrünes Geheimnis der Azteken

Wenn wir die Entwicklung der Mikroalge Spirulina bis zu ihren Ursprüngen zurückverfolgen wollten, bräuchten wir einen langen Atem; denn unsere Entdeckungsreise würde uns in eine Zeit zurückführen, in der es weder Menschen noch Tiere gab und auch noch keine Pflanzen, so wie wir sie heute kennen. Die ersten Spirulina-Formen soll es schon vor über drei Milliarden Jahren gegeben haben. Sie gehören zu den blaugrünen Algen, den ältesten heute noch existierenden Lebewesen. Bei diesen urtümlichen Organismen verschwimmt selbst die Grenze zwischen Pflanze und Tier; die Wissenschaft ist sich nämlich gar nicht so hundertprozentig sicher, ob es sich bei diesen Algen wirklich um pflanzliche Lebewesen handelt. Die blaugrünen Algen werden nicht von allen Forschern den Algen zugeordnet, sondern auch als Cyanobakterien bezeichnet, also in die Nähe der tierischen Mikroorganismen gerückt.

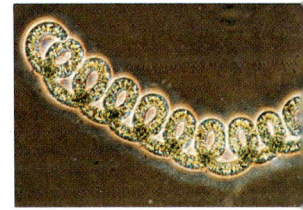

Unter dem Mikroskop erkennt man die spiralige Form, der diese Alge ihren Namen verdankt.

Spirulina-Algen sind kaum einen halben Millimeter lange, mehrzellige, fadenförmige Lebewesen; nur unter dem Mikroskop kann man die Spiralform erkennen, der sie ihren Namen verdanken.

Sie gedeihen in stark salzhaltigen, alkalischen Seen in heißem, subtropischem Klima, beispielsweise in Asien, Mexiko und im Tschad. Streng genommen sind sie also eigentlich gar keine richtigen Süßwasseralgen; doch um sie von den Meeresalgen abzugrenzen, bezeichnet man sie trotzdem so.

Eiweiß ohne Grenzen

Besonders erstaunlich ist der für eine Pflanze sehr hohe Eiweißgehalt dieser Alge. Getrocknete Spirulina enthält 65 bis 70 Prozent Eiweiß. Noch bemerkenswerter ist, dass es sich um ein sehr hochwertiges Eiweiß handelt: Genau wie die Meeresalgen enthält Spirulina alle essenziellen Aminosäuren, und zwar in einem optimalen Verhältnis, wie man es sonst fast nur bei den biologisch hochwertigen Eiweißen tierischer Herkunft findet. Spirulina-Eiweiß ist noch hochwertiger als Sojaprotein und damit die ideale Nahrungsergänzung für alle Menschen, die viel Eiweiß brauchen, beispielsweise Sportler. Auch für Vegetarier ist diese wertvolle, hoch konzentrierte Eiweißquelle wichtig.

Die Mikroalge Spirulina ist die ideale Strategie gegen ernährungsbedingte Mangelerscheinungen.

Spirulina-Eiweiß im Vergleich zu anderen Nahrungsmitteln

Rindfleisch	18–20 %
Eier	10–25 %
Weizen	6–10 %
Sojabohnen	33–39 %
Reis	7 %
Fisch	20 %
Spirulina	65–70 %

Die ideale Vorbeugung gegen Eisenmangel und Blutarmut

Spitzenreiter sind die spiralförmigen Mikroalgen auch, was ihren Vitamingehalt angeht. Er ist fast durchweg höher als bei Früchten und Gemüsen. Besonders hoch ist der Anteil an **Betakarotin**: Spirulina enthält zehnmal so viel davon wie Karotten.

Außerdem bietet diese Alge dem Organismus viele wertvolle Vitamine des B-Komplexes, vor allem B_1, B_2, **Niacin,** B_6 und das besonders für strenge Vegetarier so wichtige **Vitamin** B_{12}, von dem Spirulina zweieinhalbmal so viel enthält wie Rinderleber (die bisher wichtigste Vitamin B_{12}-Quelle). Mit 6 g Spirulina kann man bereits das Doppelte seines Tagesbedarfs an diesem wichtigen, sonst fast nur in tierischer Nahrung enthaltenen Vitamin decken.

Auch **Vitamin E**, eines der wichtigsten Antioxydantien neben Betakarotin, ist in Spirulina enthalten; es fehlt praktisch nur Vitamin C. Dieses kommt zwar in

Spirulina enthält zehnmal so viel Betakarotin wie Karotten und gehört damit zu den reichsten Betakarotin-Quellen, die es auf der Erde gibt.

78

frischer Spirulina vor, übersteht jedoch den Sprühtrocknungsvorgang nicht.

Spirulina enthält auch viele Mineralstoffe und Spurenelemente wie **Kalium, Magnesium, Calcium, Zink** und **Selen** (wichtig zur Stärkung des Immunsystems), **Chrom, Mangan** und **Lithium** (gut gegen Depressionen). Besonders hoch ist der **Eisen**gehalt dieser Alge; hinzu kommt, dass das Eisen in Spirulina in einer Form vorliegt, die vom Körper besonders gut aufgenommen und verwertet werden kann. In einem Tierversuch verglich man das in Spirulina enthaltene Eisen mit Eisensulfat – einem typischen Nahrungsergänzungsmittel zur Bekämpfung von Eisenmangel –, um festzustellen, welches der beiden vom Körper besser aufgenommen werden kann. Das Ergebnis: Die mit Spirulina gefütterten Ratten nahmen 60 Prozent mehr Eisen auf als diejenigen, die das Eisensulfat-Präparat erhielten.

In einer anderen, in Japan durchgeführten Studie gab man acht jungen Frauen, die aufgrund einer übertriebenen Schlankheitsdiät an Blutarmut (Eisenmangel-Anämie) litten, nach jeder Mahlzeit 4 g Spirulina. Schon nach einem Monat waren sie von ihrer Anämie geheilt.

Noch ein weiterer Inhaltsstoff macht Spirulina zum idealen Nahrungsergänzungsmittel, um Blutarmut vorzubeugen oder zu beheben: nämlich der hohe **Chlorophyll**gehalt. Chlorophyll – jener grüne Pflanzenfarbstoff, der in den Mikroalgen in so konzentrierter Form enthalten ist wie in keinem anderen Nahrungsmittel – wirkt Blut bildend und hat außerdem auch noch viele andere positive Eigenschaften: Zum Beispiel hilft es gegen zu viel Magensäure, Gastritis und Magengeschwüre.

Gleichzeitig ist Spirulina sehr fettarm, also ideal für Menschen, die abnehmen wollen. Der Cholesteringehalt

Wer sich nicht sicher ist, ob bei ihm ein Eisenmangel vorliegt oder nicht, der sollte bei regelmäßiger Einnahme sehr eisenhaltiger Nahrungsergänzungsmittel wie z. B. Spirulina sicherheitshalber beim Arzt seinen Ferritinspiegel messen lassen. Denn: Zu viel Eisen ist auch nicht gut!

ist sehr niedrig; dafür hat diese Alge einen hohen Anteil an ungesättigten Fettsäuren. Gesättigte Fettsäuren (hauptsächlich in Fleisch und Milchprodukten enthalten) führen zu einem hohen Cholesterinspiegel, während ungesättigte Fettsäuren (in pflanzlichen Ölen, Fischöl und Avocados enthalten) genau die umgekehrte Wirkung haben, also vor Herz-Kreislauf-Erkrankungen schützen. Deshalb ist eine Nahrung mit einem hohen Anteil an ungesättigten Fettsäuren empfehlenswert.

Blutdruck und Cholesterinspiegel sinken

Bei der Vorbeugung und begleitenden Behandlung von Herz-Kreislauf-Erkrankungen kommt Spirulina eine große Bedeutung zu. Etliche medizinische Studien haben inzwischen bewiesen, dass diese Mikroalge Blutdruck und Cholesterinspiegel senkt und darüber hinaus auch das Allgemeinbefinden verbessert.

In einer in Japan durchgeführten klinischen Studie an 30 männlichen Patienten mit leichtem Bluthochdruck und zu hohem Cholesterinspiegel sanken die Blutfettwerte, nachdem die Männer acht Wochen lang regelmäßig Spirulina eingenommen hatten – und das, obwohl sie an ihrer Ernährung sonst gar nichts änderten. Gleichzeitig sank ihr atherogener Index – ein Maßstab für die Fettablagerung in den Arterien – bereits nach vier Wochen deutlich ab.

1993 wurde in der Zeitschrift „Naturheilpraxis" eine Studie veröffentlicht, die die Wirkung von Spirulina auf Blutdruck, Blutzucker, Harnsäure- und Cholesterinwerte sowie das körperliche und seelische Allgemeinbefinden untersuchte. Als Versuchspersonen dienten 27 relativ „gesunde" Männer und Frauen im Durchschnittsalter von

38 Jahren. Außer den typischen Zivilisationserscheinungen wie leicht erhöhtem Cholesterin- und Harnsäurespiegel, allgemeiner Ermüdung und Konzentrationsschwäche hatten sie keinerlei Beschwerden. Bei einigen Versuchspersonen waren die Blutzuckerwerte leicht erhöht, bei anderen zu niedrig.

Diese Testpersonen nahmen nun sechs Wochen lang morgens, mittags und abends je fünf Spirulina-Tabletten ein. (Das entsprach einer Tagesdosis von insgesamt 6 g.) Ansonsten änderten sie nichts an ihrer Ernährung und ihren sonstigen Lebensgewohnheiten, um das Versuchsergebnis nicht zu verfälschen.

Davor, währenddessen und danach wurden die Testpersonen immer wieder untersucht und mussten außerdem in einem Fragebogen anhand einer Skala von 1–10 Punkten ihr Allgemeinbefinden sowie ihre geistige und körperliche Leistungsfähigkeit bewerten. Denn es war schon öfters über eine Verbesserung des körperlichen und seelischen Allgemeinbefindens nach Einnahme von Spirulina berichtet worden; man hatte dies aber noch nie im Rahmen einer medizinischen Studie getestet, und daher waren diese Aussagen natürlich auch nicht wissenschaftlich verwertbar und damit zu verallgemeinern. Diesmal wollte man ganz präzise und so objektiv wie möglich vorgehen.

Die Ergebnisse dieser Studie übertrafen selbst die optimistischsten Erwartungen der Algenfreunde: Schon nach dreiwöchiger Spirulina-Einnahme sank der Gesamtcholesterinspiegel bei den Testpersonen, bei denen er zuvor erhöht (über 250 mg/dl) gewesen war, im Durchschnitt um über 30 mg/dl. Gleichzeitig stieg der Anteil des „guten" HDL-Cholesterins (das vor Arteriosklerose schützt) um 6 mg/dl an.

Cholesterin ist nicht grundsätzlich schädlich. Man unterscheidet zwischen dem „guten" HDL-Cholesterin (das das Arteriosklerose-Risiko verringert) und dem „schlechten" LDL-Cholesterin (das die Gefahr von Herzinfarkt und Schlaganfall erhöht). Deshalb werden stets beide Cholesterinwerte gemessen.

In zahlreichen Fall-
studien ließen sich die
Blutzuckerwerte von
Diabetikern durch
regelmäßige Einnahme
von Spirulina verbes-
sern. Gleichzeitig führt
die Mikroalge den Pati-
enten alle Nährstoffe
zu, die sie brauchen.

Noch erstaunlicher waren die Ergebnisse bei den Blutzuckerwerten: Bei den Testpersonen, die vorher einen zu hohen Blutzuckerspiegel gehabt hatten, sank er durch die Spirulina-Einnahme; bei den Teilnehmern mit zu niedrigen Blutzuckerwerten stieg er dagegen. Das bedeutet, dass Spirulina weder blutzuckersenkend noch blutzuckererhöhend wirkt, sondern eine normalisierende Wirkung auf den Blutzuckerspiegel hat.

Auch zu hohe Harnsäurespiegel (ein Risikofaktor für Gicht und Nierensteine) normalisierten sich durch die Einnahme von Spirulina.

Das Allgemeinbefinden verbessert sich

Auch die subjektive Beurteilung des Allgemeinbefindens der Testpersonen war durchweg positiv. Konzentrationsvermögen, körperliche und geistige Leistung, Merkfähigkeit und Motivation erhöhten sich; negative Symptome wie Müdigkeit, Schlappheit, Abgeschlagenheit und Depressionen gingen deutlich zurück. An der Verbesserung der Konzentration und des psychischen Befindens waren sicherlich die „Nervenvitamine" B_1 und B_{12} beteiligt; auch der hohe Gehalt an Glutaminsäure fördert die Informationsverarbeitung im Gehirn. Die Verbesserung der körperlichen Leistungsfähigkeit ist wohl hauptsächlich auf den hohen Anteil an hochwertigem Eiweiß zurückzuführen.

Eine gesündere Darmflora durch Spirulina

Eindeutig erwiesen ist inzwischen auch, dass Spirulina eine positive Wirkung auf die Verdauungsorgane hat. Sie trägt zum Beispiel zur Verbesserung der Darmflora bei, und zwar durch die Vermehrung von Lactobacilli – das sind Milchsäurebakterien, die dafür sorgen, dass wir unsere Nahrung besser verdauen und Nährstoffe besser aufnehmen können, und uns außerdem vor Darminfektionen schützen. Deshalb sollte man seine Spirulina-Tabletten auch immer dabeihaben, wenn man in Länder mit tropischem Klima und schlechten Hygieneverhältnissen fährt: Die Mikroalgen können „Montezumas Rache" innerhalb kurzer Zeit stoppen. Außerdem ersetzen sie Mineralstoffe und Proteine, die beim Durchfall unweigerlich verloren gehen, ohne die Verdauungsorgane zu belasten.

Auch Gastritis und Magengeschwüre lassen sich durch Spirulina zum Abheilen bringen; das in ihnen enthaltene Chlorophyll wirkt nämlich gegen überschüssige Magensäure und heilt Entzündungen der Magenschleimhaut. Natürlich ersetzen die Mikroalgen nicht den Arzt, den man bei länger andauernden Magenbeschwerden stets aufsuchen sollte, und auch nicht die von ihm verschriebenen Medikamente; doch zur begleitenden Behandlung bei Magengeschwüren und Magenschleimhautentzündung sind sie hervorragend geeignet. Nicht zuletzt wirken sie als Basen bildendes Nahrungsmittel gegen eine Übersäuerung des Organismus.

In einzelnen Fallstudien zeigte sich sogar eine positive Wirkung von Spirulina bei Hepatitis und chronischer Bauchspeicheldrüsenentzündung (Pancreatitis). Patienten mit Hepatitis A beziehungsweise B nahmen dreimal täglich sieben Spirulina-Tabletten ein; daraufhin verbesserten sich ihre Leberwerte. Bei Patienten mit chronischer Pancreatitis verschwanden nach Spirulina-Einnahme Symptome wie Übelkeit, Bauchschmerzen und Durchfall, und die Amylasewerte normalisierten sich.

(Amylase ist ein in der Bauchspeicheldrüse gebildetes Verdauungsenzym.)

Zwar lassen sich aus solchen Einzelfällen natürlich keine allgemein gültigen Heilungsversprechen ableiten; sie deuten aber doch darauf hin, dass Spirulina bei bestimmten Erkrankungen oder Schädigungen der Leber und Bauchspeicheldrüse einen günstigen Einfluss hat; und da diese Mikroalge keinerlei unerwünschte Nebenwirkungen hervorruft und gut verträglich ist, spricht zumindest nichts dagegen, sie bei solchen Erkrankungen als Nahrungsergänzungsmittel einzunehmen. Eine ärztliche Behandlung kann sie nicht ersetzen.

Selbst die Nieren – neben der Leber das wichtigste Entgiftungsorgan unseres Körpers – lassen sich durch Spirulina offenbar günstig beeinflussen:

In einer japanischen Studie verabreichte man Ratten im Laboratorium hohe Quecksilberdosen. Daraufhin stieg die Konzentration an Harnstoff-Stickstoff im Blut der Nager und auch das Serum-Kreatinin – beides Anzeichen für eine akute Nierenentzündung.

Als man das Futter der Tiere mit einem dreißigprozentigen Spirulina-Anteil anreicherte, sanken diese Werte erstaunlicherweise wieder.

In einem anderen Versuch gab man Ratten drei verschiedene Medikamente ein – ein schmerzstillendes Mittel, ein Antibiotikum und ein Krebsmedikament (Chemotherapeutikum). Auch diese hohe Dosis hochwirksamer Arzneimittel führte zu einem Anstieg der oben genannten Werte, die sich durch Gaben von Spirulina wieder senken ließen.

Wahrscheinlich eignet diese Mikroalge sich also sehr gut dazu, die schädlichen Nebenwirkungen mancher Medikamente auf die Nieren abzumildern.

Endlich Auftrieb für unser Immunsystem

Am Institut für Immunologie und Genetik des Deutschen Krebsforschungszentrums in Heidelberg wurde eine Versuchsreihe mit dem Ziel durchgeführt, den immunstimulierenden Einfluss von Spirulina zu erforschen. Dabei zeigte sich, dass die blaugrüne Mikroalge tatsächlich die Makrophagen (Fresszellen, die schädliche Mikroorganismen in unserem Körper vernichten) aktiviert.

Für die immunstimulierende Wirkung spielen wahrscheinlich vor allem zwei Pflanzenfarbstoffe eine Rolle, die in der Alge reichlich enthalten sind: Phycocyanin und Betakarotin.

Phycocyanin ist ein blaues Pigment, das bis zu 20 Prozent des Gewichts von Spirulina ausmacht. Von diesem Farbstoff, der noch viel älter ist als Chlorophyll, weiß man durch wissenschaftliche Studien inzwischen, dass er das Immunsystem anregt.

In Japan extrahierte man Phycocyanin aus Spirulina-Algen und gab es Ratten, die an Leberkrebs litten. Daraufhin stieg ihre Überlebensrate drastisch an: In der Phycocyanin-Gruppe waren nach fünf Wochen immerhin noch 90 Prozent der Ratten am Leben, in der Kontrollgruppe, die kein Phycocyanin erhalten hatte, nur 25 Prozent. Nach acht Wochen lebten immer noch 25 Prozent der Phycocyanin-Ratten; die Tiere der anderen Gruppe waren alle gestorben. In einem anderen Tierversuch erhöhte Phycocyanin die Anzahl der weißen Blutkörperchen – der „Gesundheitspolizei" des Körpers.

Der zweite Farbstoff (Betakarotin, für die leuchtend orangerote Farbe der Karotten zuständig und gleichzeitig Vorstufe des Vitamins A) wird vom amerikanischen Krebsinstitut sogar als Schutz vor der Entstehung bösarti-

Zwei in Spirulina enthaltene Pflanzenfarbstoffe – Phycocyanin und Betakarotin – besitzen eine krebsschützende Wirkung.

ger Tumoren empfohlen. In Versuchen zeigte sich, dass Tiere mit einem hohen Betakarotin-Anteil im Futter wesentlich seltener an Magen- und Lungenkrebs erkrankten als andere.

In einer im Jahre 1987 durchgeführten Studie verhinderten Betakarotin und Extrakte aus den beiden Süßwasseralgen Spirulina und Dunaliella die Entstehung von Krebs in den Backentaschen von Hamstern.

Die meisten Menschen nehmen viel zu wenig von diesem hochkarätigen Zellschutz-Vitamin auf. In der blaugrünen Alge Spirulina und ihrer grünen „Schwester" Chlorella ist es in so konzentrierter Form enthalten wie sonst nirgends.

Wegen dieser immunstärkenden Wirkung eignet Spirulina sich gut als vorbeugende Maßnahme für Risikopatienten – das heißt, für Menschen, in deren Familie gehäuft Krebsfälle vorgekommen sind oder die häufig Krebs erregenden Stoffen ausgesetzt sind (beispielsweise bei starken Rauchern, aber auch bei Passivrauchern). Auch für ältere Leute, bei denen das Immunsystem schon rein altersbedingt nicht mehr so gut funktioniert, wie man sich das wünschte, ist die blaugrüne Mikroalge die ideale Nahrungsergänzung.

Aufgrund ihrer immunstärkenden Wirkung eignet Spirulina sich auch gut als Begleitmaßnahme bei einer Chemo- oder Strahlentherapie.

Das alles heißt zwar nicht, dass man sich nun unbedingt der Hoffnung hingeben sollte, bereits bestehende und womöglich schon weiter fortgeschrittene Tumorerkrankungen mit Spirulina heilen zu können. Nach dem Prinzip „Vorbeugen ist besser als heilen" kann man solchen Krankheiten durch gezielte Ernährung (und entsprechende Nahrungsergänzungsmittel) jedoch vorbeugen und sie auch als begleitende Therapie bei allen Leiden einsetzen, bei denen es ganz besonders auf eine Stärkung des Immunsystems ankommt.

Hilfe für Tschernobyl-Kinder

Ähnlich wie Meeresalgen haben Süßwasseralgen auch die Fähigkeit, im Rahmen einer Nachbehandlung die Strahlenbelastung – beispielsweise durch radioaktiv verseuchte Lebensmittel – zu verringern. Seit 1990 spendet Earthrise (eine große Spirulina-Farm in Kalifornien) Spirulinapulver nach Weißrussland und in die Ukraine.

In den Jahren 1996 und 1997 führten Wissenschaftler des Forschungsinstituts für Strahlungsmedizin in Minsk (Weißrussland) eine Studie an Tschernobyl-Kindern durch, die ständig die in dieser Region produzierten radioaktiv verseuchten Lebensmittel konsumieren und dadurch permanent einer niedrigen Strahlendosis ausgesetzt sind.

Zu Beginn der Studie waren diese Kinder in einem bedauernswerten gesundheitlichen Zustand: Ihr Immunsystem war geschwächt, sie litten an Allergien und verschiedenen Störungen des Nervensystems. Viele klagten auch über Magen-Darm-Erkrankungen – chronische Gastritis oder Magen- und Zwölffingerdarmgeschwüre. Bei fast 95 Prozent der Kinder waren Schilddrüsenerkrankungen unterschiedlichster Art aufgetreten; bei über 50 Prozent hatten die Ärzte starke Veränderungen im Blutbildungssystem festgestellt. Weitere häufige Beschwerden waren Reizbarkeit, Müdigkeit, Kopf- und Bauchschmerzen sowie Nasenbluten.

Dreißig dieser Kinder erhielten nun 21 Tage lang täglich zehn Spirulina-Tabletten zu je 0,4 g. Die zweite Gruppe – ebenfalls aus 30 Kindern bestehend – bekam nur sechs dieser Tabletten und zusätzlich noch vier Tabletten mit organisch gebundenem Selen. Die dritte Gruppe diente als Kontrollgruppe.

Bei Tschernobyl-Kindern enthält der Urin drei- bis zehnmal mehr radioaktive Stoffe als bei Gleichaltrigen, die in nicht radioaktiv belasteten Gebieten leben. Daher ließ sich die Strahlenschutzwirkung des Algenpräparats leicht nachprüfen: Man brauchte bei den Kindern nur die Konzentration radioaktiver Stoffe im Urin vorher und nachher zu messen.

Tatsächlich senkte sich der Urinspiegel radioaktiver Materialien (Kalium, Caesium und Strontium) bei den Kindern, die drei Wochen Tage lang Spirulina bekommen hatten, um das Zwei- bis Zweieinhalbfache. Die Beigabe von Selen schien diesen Strahlenschutzeffekt noch zu steigern: Bei Kindern, die die selenhaltigen Spirulina-Präparate einnahmen, war die Ausscheidung von Caesium 137 erhöht. In der Kontrollgruppe hingegen tat sich gar nichts: Die Konzentration radioaktiver Stoffe im Urin blieb unverändert.

Wissenschaftler vermuten, dass Spirulina – ähnlich wie manche Meeresalgen – die Fähigkeit besitzt, radioaktive Stoffe im Darm zu absorbieren. Wahrscheinlich bildet die Alge mit Caesium und Strontium unverdauliche Komplexe, die dann ausgeschieden werden.

Auch das Immunsystem der kleinen Patienten verbesserte sich deutlich. Bei den Kindern, die an Gastritis litten, ließen die Bauchschmerzen schon nach vier Tagen nach, und sie hatten mehr Appetit. Endoskopische Untersuchungen zeigten, dass Entzündungen der Magen- und Zwölffingerdarmschleimhaut abgeheilt waren. Auch bei Kindern mit Nahrungs- und Arzneimittelunverträglichkeiten oder Neurodermitis ließen die allergischen Symptome nach oder verschwanden sogar völlig. Das Blutbild verbesserte sich; Blutzucker- und Cholesterinwerte sanken. Die Kinder fühlten sich plötzlich viel wohler und konnten besser schlafen; und Tests zeigten, dass sich bereits nach 21 Tagen auch Gedächtnisleistung, Lernfähigkeit und Aufmerksamkeit verbessert hatten. Das Spirulina-Präparat wurde von allen gut vertragen; unerwünschte Nebenwirkungen zeigten sich bei keiner der Testpersonen.

Die Forscher, die diese Studie durchführten, empfehlen daher die Einnahme von Spirulina als Behandlungsmaßnahme nicht nur bei Strahlenschäden, sondern bei allen Kindern mit Immundefekten und möglicherweise auch als Erfolg versprechende Begleittherapie für Krebspatienten.

Fasten mit Spirulina

Wegen ihres Reichtums an hoch konzentrierten Vitalstoffen eignet Spirulina sich ausgezeichnet als Nahrungsergänzung für alle Menschen, die einer verstärkten körperlichen oder geistigen Beanspruchung ausgesetzt sind: also beispielsweise während der Schwangerschaft und Stillzeit, in Phasen besonderen Stresses, vor Prüfungen oder bei längeren Autofahrten. Auch Sportler, körperlich geschwächte Menschen und Rekonvaleszenten profitieren davon.

Außerdem sind die Mikroalgen ideal zur Unterstützung einer Gewichtsreduktionsdiät oder Fastenkur – erstens einmal natürlich wegen ihrer entgiftenden und entschlackenden Wirkung und zweitens auch wegen der wertvollen Inhaltsstoffe. Der Körper bekommt alles, was er an Eiweiß, Vitaminen und Mineralstoffen braucht, nimmt aber dabei kaum Kalorien zu sich. Das Eiweiß und die Ballaststoffe wirken sättigend; viele Menschen berichten, dass die plötzlichen „Heißhungerattacken", die ei-

Bei vielen Gewichtsreduktionsdiäten besteht die Gefahr von Mangelerscheinungen. Um dem vorzubeugen, sollte man während des „Abspeckens" ein Algenpräparat einnehmen, das den Körper mit allen wichtigen Nährstoffen versorgt.

nen während des Fastens vor allem in den ersten Tagen manchmal überfallen, verschwanden, sobald sie anfingen, Spirulina-Präparate einzunehmen. Das Fasten wird nicht mehr als Entbehrung, sondern unter Umständen sogar als Bereicherung empfunden – man hat plötzlich ein ganz neues, positives „Fastengefühl".

Wissenschaftlich bestätigt ist diese appetitzügelnde Wirkung allerdings bislang nicht; es handelt sich nur um einzelne Erfahrungsberichte von Menschen, denen das Fasten oder „Abspecken" mit Mikroalgen leichter fiel.

Chlorella – kleine Alge mit großer Wirkung

Im Jahr 1890 untersuchte der holländische Botaniker und Mikrobiologe Martinus Willem Beijerinck das Wasser eines kleinen Teichs unter dem Mikroskop, um herauszufinden, warum Süßwassertümpel sich manchmal dunkelgrün färben. Er brauchte nicht lange, um auf des Rätsels Lösung zu kommen: Unter dem Mikroskop entdeckte er nämlich eine Alge, die ganz besonders viel von dem grünen Pflanzenfarbstoff Chlorophyll enthält. Nach diesem pflanzlichen Pigment wurde die Alge „Chlorella" benannt; der Name leitet sich von dem griechischen Wort *chloros* (grünlichgelb) her.

Sogar zur begleitenden Behandlung von Diabetes, Asthma und Candida albicans ist Chlorella in einzelnen Fällen schon mit Erfolg eingesetzt worden. Auch Wechseljahrsbeschwerden wie fliegende Hitzen wurden dadurch gelindert.

Chlorella ist im Gegensatz zu Spirulina keine blaugrüne, sondern eine Grünalge und besteht nur aus einer einzigen Zelle. Als „echte" Süßwasseralge lebt sie in Seen, Teichen und Flussmündungen. In Japan und Taiwan und auf den Philippinen wird sie schon seit langem als Nahrungsmittel geschätzt; bei uns hat sie sich – ähnlich wie Spirulina – erst in den letzten Jahrzehnten durchgesetzt. In den vierziger Jahren dieses Jahrhunderts machte sie erstmals auch als Heilmittel Furore: Wissenschaftler ernährten 80 Patienten einer Leprakolonie in Venezuela mit einer Suppe aus Chlorella-Konzentrat, woraufhin ihr Zustand sich erheblich verbesserte.

Was die Inhaltsstoffe anbelangt, sind Chlorella-Algen ähnliche „Kraftpakete" wie ihre blaugrünen Kolleginnen: Getrocknete Chlorella enthält bis zu 50 Prozent Rohprotein – und zwar genauso hochwertiges Eiweiß wie Spirulina –, außerdem viele wertvolle Vitamine, Mineralien und Spurenelemente in einer äußerst konzentrierten Form.

Natürlich gibt es auch ein paar Unterschiede: Im Gegensatz zu Spirulina ist in Chlorella auch Vitamin C enthalten, außerdem zwölfmal so viel Eisen, dreimal so viel Calcium und viermal so viel Chlorophyll. (Mit zwei bis drei Prozent des Trockengewichts enthält Chlorella mehr Chlorophyll als jede andere bisher bekannte Land- oder Wasserpflanze.) Dafür hat Spirulina wiederum mehr Vitamin B_{12} zu bieten.

Wunden heilen schneller, Erkältungen haben keine Chance

Eine japanische Studie hat gezeigt, dass Chlorella Substanzen enthält, die bei Kindern das Wachstum und die Muskelentwicklung fördern und bei Erwachsenen die Reparatur beschädigter Gewebe unterstützen. Deshalb wird die Einnahme von Chlorella unter anderem auch empfohlen, um Wundheilungsprozesse zu beschleunigen. In vielen Einzelfällen wurden Patienten mit schlecht heilenden Wunden erfolgreich mit Chlorella behandelt.

Ähnlich wie Spirulina stärkt Chlorella außerdem das Immunsystem. 1971 wurde eine Studie an 1000 japani-

Chlorella hat ebenso wie Spirulina eine immunstärkende Wirkung.

schen Matrosen durchgeführt. Etwa die Hälfte nahm jeden Tag 2 g Chlorella ein, die anderen nicht. Nach drei Monaten auf See wurden die Männer befragt, wie es ihnen ergangen war – mit Resultaten, die keinen Zweifel an der positiven Wirkung der kleinen grünen Alge lassen: Die nicht mit Chlorella behandelten Seeleute hatten zu über 40 Prozent mehr Erkältungen bekommen als die anderen. Bei den Matrosen, die regelmäßig das Algenpräparat einnahmen, waren übrigens nicht nur grippale Infekte seltener aufgetreten, sondern auch Wunden viel rascher abgeheilt.

Schutz vor Strahlen und Giftstoffen

Ähnlich wie Spirulina und verschiedene Meeresalgen eignet Chlorella sich hervorragend dazu, unseren Organismus zu entgiften. In amerikanischen Studien zeigte sich, dass Chlorella eine unterstützende Wirkung bei der Ausleitung giftiger Schwermetalle und bei der Bindung und Ausscheidung von Pestizid- und Insektizidrückständen im Körper hat. Versuchstiere mit schwerer Cadmiumvergiftung, denen man täglich 8 g Chlorella gab, schieden daraufhin mit dem Stuhl dreimal so viel und mit dem Urin siebenmal so viel Cadmium aus.

Wahrscheinlich spielt hier der überdurchschnittlich hohe Chlorophyllgehalt eine wichtige Rolle: In einer medizinischen Studie hat sich nämlich gezeigt, dass Versuchstiere, die einer tödlichen Strahlendosis ausgesetzt waren, bei chlorophyllreicher Ernährung doppelt so lange überlebten. Aber auch die unverdaulichen Faserstoffe der aufgebrochenen Zellwände haben als Ballaststoffe eine entgiftende Wirkung: Erstens nehmen sie Giftstoffe im Darm auf, zweitens verbessern sie die Darmperistaltik und damit die Verdauung, sodass der Stuhl schneller durch den Darm hindurchgeschleust wird und gar nicht die Möglichkeit hat, so viele Giftstoffe an den Blutkreislauf abzugeben. Aufgrund dieser Wirkung eignet Chlorella sich auch gut als Begleittherapie bei der Behandlung von Candida albicans.

Außerdem wirkt die Mikroalge günstig auf die Leberfunktion und wird daher zur unterstützenden Behandlung bei Leberschäden empfohlen.

Chlorella und Spirulina im Vergleich

Bei Spirulina bestehen die Zellwände aus einem leicht verdaulichen Kohlenhydrat, und daher können die wertvollen Nährstoffe im Zellinneren vom Organismus leicht aufgenommen werden. Bei Chlorella gab es hier bis vor kurzem noch Probleme: Ihre Zellwände bestehen nämlich aus einer ziemlich harten, unverdaulichen Zellulose, sodass viele Menschen, die Chlorella einnahmen, früher Verdauungsstörungen bekamen.

Inzwischen wurden zwar verschiedene Methoden entwickelt, diese Zellwände schonend aufzuschließen; doch sind die Zellulose-Bestandteile der aufgebrochenen Zellwände immer noch in dem Präparat vorhanden. Daher kommt es, das man nach dem Verzehr von Chlorella grünen Stuhlgang bekommt und dass dieses Präparat auf die Dauer auch nicht so bekömmlich ist wie Spirulina.

Tatsächlich berichten viele Menschen, die regelmäßig Chlorella-Algen einnahmen, dass sie diese Algen nach einer gewissen Einnahmezeit einfach „über" hatten. Andererseits wird Chlorella von Zahnärzten besonders zur Unterstützung der Entgiftung nach einer Amalgam-Sanierung empfohlen.

Für den Dauergebrauch als Nahrungsergänzung eignet Spirulina sich also besser als Chlorella; empfiehlt der Arzt jedoch ausdrücklich Chlorella (beispielsweise zur Entgiftung oder Amalgam-Ausleitung), so kann man diese Alge ohne Probleme für eine gewisse Zeitdauer einnehmen.

Einnahme und Dosierung

Küchentipp: Wenn man eine kleine Prise Spirulina- oder Chlorella-Pulver in einen Drink, eine Suppe oder Sauce gibt, erzielt man eine wunderschöne, saftig-grüne Farbe.

Chlorella und Spirulina sind als Pulver oder in Tablettenform (gepresstes Pulver) erhältlich.

Es wird empfohlen, zwei- bis dreimal am Tag (am besten vor den Mahlzeiten) drei bis fünf Tabletten mit Flüssigkeit einzunehmen oder zwei bis drei gehäufte Teelöffel Pulver in Obst- oder Gemüsesaft einzurühren.

Man kann das Pulver natürlich ebenso gut auch in Suppen und Saucen geben oder über Speisen streuen; um die Vitamine nicht zu zerstören, sollte man es jedoch möglichst nicht mitkochen, sondern erst ganz am Schluss dazugeben.

Auch die Aufbewahrung der Algenpräparate spielt eine wichtige Rolle. Wenn man die Präparate möglichst trocken und lichtgeschützt lagert, ähnlich wie andere Medikamente, sind sie sehr lange haltbar.

Aufgrund ihrer wertvollen Inhaltsstoffe eignen Chlorella und Spirulina sich übrigens auch gut für eine nährende Hautpflege.

Aus diesem Grund sind inzwischen schon mehrere Pflegeprodukte auf der Basis dieser Mikroalgen entwickelt worden – von der Maske (besonders empfehlenswert nach Strahlenbehandlung oder massiver Sonneneinstrahlung) über Peeling, Gesichtswasser, Körpermilch und Massagecreme bis hin zur Tages- und Nachtcreme.

Gibt es Nebenwirkungen?

Bisher sind auch nach längerer Dauereinnahme von Chlorella oder Spirulina noch kaum unerwünschte Nebenwirkungen aufgetreten. Außerdem wurde in verschiedenen toxikologischen Studien nachgewiesen, dass der Verzehr dieser Algen für den Menschen grundsätzlich unbedenklich ist.

Allerdings können Magen-Darm-Störungen, vor allem Blähungen, Übelkeit und Durchfall auftreten, wenn man die Algenpräparate zum erstenmal einnimmt. Meist ist das jedoch nur eine Frage der Gewöhnung; normalerweise verschwinden diese unangenehmen Symptome nach ein paar Tagen regelmäßiger Einnahme wieder. Und wenn man mit kleinen Mengen beginnt und die Dosis langsam steigert, treten sie meistens gar nicht erst auf.

Klamath-Algen – nicht immer ein ungetrübtes Vergnügen

Seit einiger Zeit macht eine neue Mikroalgenart von sich reden, die nicht kultiviert wird, sondern wild im Klamath Lake im US-Staat Oregon wächst. In den Reformhäusern der USA sind diese Algen schon seit längerem ein Verkaufsschlager; neuerdings finden sie auch bei uns in Europa immer mehr Liebhaber. Die Algen wurden – nach dem See, in dem sie vorkommen – Klamath-Algen getauft; ihre wissenschaftliche Bezeichnung lautet *Aphanizomenon flos-aquae*, und um sich diesen Zungenbrecher zu ersparen, werden sie häufig auch einfach „AFA-Algen" genannt.

Bei den Klamath-Algen handelt es sich – ähnlich wie bei Spirulina – um blaugrüne Algen oder Cyanobakterien. Sie wachsen zwar auch noch in einigen anderen Seen der USA, doch im Klamath Lake gedeihen sie am besten – vielleicht, weil sie sich von der nährstoffreichen Vulkanasche ernähren, die nach einem Ausbruch des Mount Mazama vor rund 7000 Jahren in diesen See geschwemmt wurde. Außerdem haben sie hier mit fast 300 Sonnentagen im Jahr ideale klimatische Bedingungen.

Gepriesen werden sie vor allem wegen ihrer wertvollen Inhaltsstoffe und der besonders hohen Bioverwertbarkeit, die bei etwa 95 Prozent liegt – das heißt, unser Organismus verwertet ungefähr 95 Prozent dieser Alge, weit mehr als bei anderen Nahrungsmitteln. Sie enthält sehr viel Vitamin B_{12} und Chlorophyll und außerdem ähnlich wie Spirulina den immunstärkenden und vor Krebs schützenden Farbstoff Phycocyanin.

Manche Menschen haben mit dieser Alge so positive Erfahrungen gemacht, dass sie nicht mehr auf sie verzichten wollen: Sie berichten von einer nahezu unerschöpflichen Energie, einem gesteigerten physischen und psychischen Wohlbefinden und einer auffallenden Verbesserung der Gedächtnisleistung. Die verschiedensten Krankheiten und Beschwerden – Magen-Darm-Probleme, Akne, Schmerzen bei der Menstruation, Schwermetallvergiftungen, Depressionen – konnten dadurch angeblich gelindert oder sogar völlig beseitigt werden; bei Alzheimer-Patienten, so heißt es, ließ sich die Krankheit durch die Algen zwar nicht heilen, aber zumindest konnte ihr Fortschreiten gestoppt werden.

Manche Wissenschaftler warnen allerdings vor dem Verzehr dieser Algen, die oft gar zu unkritisch als „neues Wundermittel" angepriesen werden. Zwar ist die Art

Aphanizomenon flos-aquae an sich vollkommen harmlos; es gibt jedoch einige verwandte Algenstämme, die gefährliche Giftstoffe enthalten.

Verwechslungsgefahr mit giftigen Algen

Immer wieder hat es in der Vergangenheit spektakuläre Fälle von Massensterben bei Wild- und Nutztieren gegeben, die Wasser aus Tümpeln mit solchen „Algenblüten" tranken. In einigen Cyanobakterien ist nämlich ein Nervengift enthalten, das unter anderem die Erregungsleitung zur Atemmuskulatur stören und dadurch binnen Minuten zum Tod führen kann. Bei anderen wurde ein leberschädigender Giftstoff festgestellt, der wahrscheinlich die Entstehung von Leberkrebs fördert.

Vorsicht: Bei den Klamath-Algen, die nicht in künstlich angelegten Teichen kultiviert werden, sondern wild wachsen, besteht Verwechslungsgefahr mit anderen, giftigen Algenarten.

Möglicherweise haben diese „schwarzen Schafe" unter den Algen durchaus auch ihre guten Seiten; die Pharmaforschung geht momentan der Frage nach, ob sie sich eventuell als Ausgangsbasis für Medikamente gegen verschiedene Krankheiten nutzen lassen. Zum Beispiel nimmt man an, dass manche giftige Cyanobakterien eine Substanz enthalten, mit der sich der geistige Verfall bei Alzheimer-Patienten verlangsamen ließe. Das ändert aber nichts an ihrer Gefährlichkeit.

Aufgrund von Verwechslungsgefahren warnen Wissenschaftler wie beispielsweise Wayne C. Carmichael, Professor für Hydrobiologie und Toxikologie an der Wright State University in Dayton (Ohio), der sich schon seit vielen Jahren mit der Erforschung giftiger Cyanobakterien befasst, daher auch vor der Einnahme der an sich harmlosen AFA-Algen. Bedenkt man, dass diese Algen einfach in zentimeterdicken Schichten von der Wasseroberfläche abgefischt werden, so ist diese Gefahr tatsächlich nicht von der Hand zu weisen: Bei einem solchen Verfahren ist es unmöglich, zwischen *Aphanizomenon* und anderen Algenarten zu unterscheiden, die vielleicht auch noch in dem See vorkommen; und eine anschließende Analyse des „Ernteguts" im Labor findet nicht statt. Wir können also nie hundertprozentig sicher sein, was für Algen wir da eigentlich schlucken.

Algen müssen wissenschaftlich geprüft sein

Deshalb fordert Professor Carmichael, dass die als Nahrungsergänzungsmittel angebotenen Algen von Wissenschaftlern überprüft werden müssten. Solange das nicht der Fall ist, sollte man vom Verzehr dieser Algen lieber Abstand nehmen.

In einzelnen Fällen traten nach der Einnahme von Klamath-Algen unangenehme Nebenwirkungen auf.

Zwar wurden bis jetzt bei Proben noch keine toxischen Stoffe in Klamath-Algen entdeckt, und es hat auch noch keine nachweislichen Fälle von Vergiftungen gegeben. Aber einige Konsumenten haben doch recht unangenehme Erfahrungen gemacht, die sie auf den Algenverzehr zurückführten:

Eine Frau klagte, 48 Stunden nachdem sie die Algenkapseln eingenommen hatte, plötzlich über Übelkeit, Schwindelgefühl, heftiges Herzklopfen und ein intensives Kribbeln in Händen und Füßen und hatte das Gefühl, sich nicht mehr bewegen zu können.

Im Krankenhaus konnte keine Ursache für diese Beschwerden gefunden werden. Daraufhin nahm sie am nächsten Tag wieder ihr Algenpräparat ein und wurde beinahe ohnmächtig. Diesmal erzählte sie den Ärzten von den Algen, woraufhin diese den Verdacht äußerten, das müsse wohl die Ursache für ihre seltsamen Beschwerden sein.

Die Frau gab eine Anzeige in einer Zeitung auf, um mit Leidensgenossen Kontakt aufzunehmen und so herauszufinden, ob auch noch andere Menschen nach dem Algenkonsum ähnliche Erfahrungen gemacht hatten: Daraufhin meldeten sich immerhin 45 Leute und berichteten über unangenehme Nebenwirkungen der Algen.

Eine Frau, die die Algen nicht nur einnahm, sondern sogar selber vertrieb, weil sich die Allergien ihres Mannes nach Einnahme der Präparate deutlich gebessert hatten, bekam stets starke Magenkrämpfe, wenn sie die Algentabletten zusammen mit Käse nahm. Ihrer Mutter ging es genauso. Daraufhin nahm die Frau die Präparate nicht mehr ein und stieg konsequenterweise auch aus dem „Algengeschäft" aus.

Mit Spirulina und Chlorella auf Nummer sicher

Natürlich handelt es sich hier nur um Einzelfälle; außerdem kann man nicht sicher sein, ob diese Reaktionen wirklich auf den Genuss der Algen zurückzuführen waren. Und selbst wenn es so wäre, müssen sie nicht unbedingt durch in den Algen enthaltene Toxine hervorgerufen worden sein; es kann sich auch um eine allergische Reaktion gehandelt haben.

Doch da der Konsum dieser Algen offenbar doch nicht ganz risikofrei ist und man bis heute auch noch keine große Erfahrung mit ihnen hat (schließlich sind sie erst seit etwa 16 Jahren als Nahrungsergänzungsmittel auf dem Markt), sollte man vorerst vielleicht doch lieber darauf verzichten – zumal es mit Chlorella und Spirulina ja genügend andere hochwertige und schon seit längerem bewährte Mikroalgenprodukte gibt, auf die man ausweichen kann.

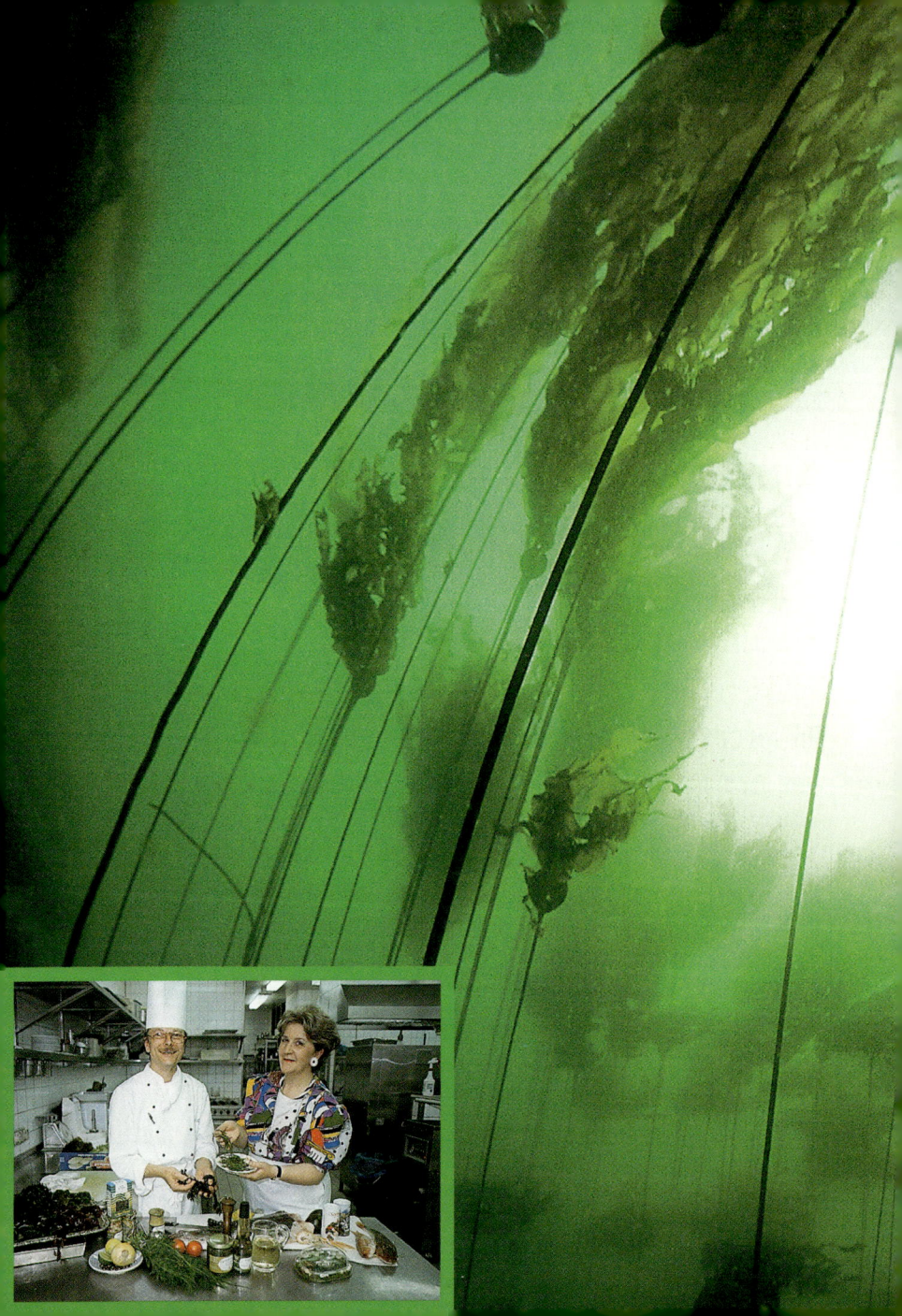

Köstlichkeiten aus dem Meer

*Meeresalgen sind in der Küche äußerst viel-
seitig verwendbar: als Würze für Suppen,
Saucen und Salate, als Gemüse oder Zutat zu
Fischgerichten und Aufläufen. Doch nicht
jeder weiß, wie man mit diesen fremdartigen
Delikatessen aus dem Ozean richtig umgeht.
Dieses Kapitel verrät alles über Meeresgemüse-
Sorten, Lagerung und Zubereitung und bietet
einfache, auch für den westlichen Gaumen
delikate Rezepte, mit denen Sie Ihren Speisezettel bereichern und dabei gleichzeitig auch
noch etwas für Ihre Gesundheit tun können.*

Trotz ihrer vielen wertvollen Inhaltsstoffe sind Algen äußerst kalorien- und fettarm, also das ideale Nahrungsmittel für Menschen, die auf ihr Gewicht achten müssen: Sie bestehen zu 50 Prozent ihres Trockengewichts aus Kohlenhydraten, zu 30 Prozent aus Mineralien, Vitaminen und Spurenelementen, zu 15 bis 20 Prozent aus Proteinen und lediglich zu einigen wenigen Prozenten aus Fett. Die komplexen Zucker, die in den Algen enthalten sind, werden vom Organismus kaum verarbeitet, also ausgeschieden, ohne Kalorien an den Körper abzugeben.

Algen sind reich an wertvollen Inhaltsstoffen, aber sehr kalorienarm.

Wie man Meeresalgen lagert und zubereitet

Frisch schmeckt Meeresgemüse natürlich am besten; doch wer nicht direkt am Meer lebt, wird auf eine solche Delikatesse in der Regel verzichten müssen. Im Binnenland gibt es Meeresalgen meist nur getrocknet zu kaufen; das hat den Vorteil, dass sie dann sehr lange haltbar sind. Sollte man das Glück haben, frische Algen zu bekommen, so spült man sie unter fließendem Wasser ab und lässt sie gut abtropfen. Falls man sie nicht gleich essen möchte, kann man sie in einem geschlossenen Behälter im Kühlschrank acht bis zehn Tage lang aufbewahren.

Getrocknete Algen halten sich wesentlich länger (in der Regel ein bis zwei Jahre oder mehr). Das ist ein großer Vorteil, denn da Trockenalgen äußerst ergiebig sind, verbraucht man davon immer nur ganz kleine Mengen. Der Vorrat reicht also sehr lange. Man bewahrt sie am besten in einer dicht schließenden Dose vor Licht geschützt auf. Falls die Algen trotzdem einmal feucht werden sollten, kann man sie im Backofen bei geringer Hitze trocknen.

Vorsicht: Algen sollte man nicht in Plastikbeuteln aufbewahren, da sie dort leicht faulen.

Weniger ist mehr

Die meisten „Algen-Anfänger" machen den Fehler, eine zu große Menge zu nehmen.

Getrocknete Algen quellen jedoch beim Einweichen und anschließenden Kochen auf das bis zu Sechzehnfache ihres ursprünglichen Volumens auf, sodass man dann meistens viel zu viel davon hat. Eine große Menge ist bei Meeresgemüse aber nicht unbedingt ein Vorteil, denn erstens schmecken die meisten Algenarten so intensiv, dass man sie nur in kleinen Nuancen als Würze verwenden sollte; gerade dann verleihen sie einem Gericht den aparten Meeresgeschmack, den jeder, der ihn kennt, nicht mehr missen möchte.

Außerdem sind die wertvollen Inhaltsstoffe in getrockneten Algen in so hoher Konzentration vorhanden, dass schon eine kleine Menge davon einen Großteil unseres Tagesbedarfs deckt. Das gilt vor allem für den Jodgehalt, der ziemlich hoch ist. Gerade deshalb müssen vor allem Menschen, die noch nicht wissen, ob sie Jod gut vertragen, Meeresalgen vorsichtig dosieren.

Aus der Tabelle auf der nächsten Seite können Sie entnehmen, welche Algen wie viel Jod enthalten.

Diese Tabelle ist für den Algenfreund sehr wichtig. Deshalb sollten Sie sich diese Seite aus dem Buch herauskopieren und in der Küche bereitlegen oder an die Wand hängen.

Die Zubereitung der Algen

Die Zubereitung ist sehr einfach: Die gefriergetrockneten bretonischen Algen sind in Pailletten (Flocken), größeren Stücken oder dünnen Blättern erhältlich und werden je nach Art roh verwendet oder gekocht. Die

Meeresalgen sollten grundsätzlich bei niedriger Temperatur gegart werden, damit die wertvollen Inhaltsstoffe nicht verloren gehen.

Jodgehalt der verschiedenen lyophilisierten Algen von Aquacole d´Ouessant

Tabelle nach Mireille J. Guillou

Kombu breton (Laminaria digitata)	320 µg pro 1 g
Wakame (Undaria pinnatifida)	245 µg pro 1 g
Haricot de mer (Himanthalia elongata)	180 µg pro 1 g
Nori (Porphyra umbilicalis)	130 µg pro 1 g
Dulse (Rhodymenia)	100 µg pro 1 g
Ao-Nori (Enteromorpha)	60 µg pro 1 g
Laitue de mer (Ulva lactuca)	50 µg pro 1 g

Küchen-Tipp: Verwenden Sie die Meeresalgen, solange Sie noch nicht viel Übung im Umgang damit haben (und um Überdosierung zu vermeiden), als Gewürz.

meisten Algen werden vorher in Wasser eingeweicht, wobei die Einweichzeit je nach Art unterschiedlich ist und die Algen auch unterschiedlich stark aufquellen. Mit ein wenig Erfahrung bekommt man rasch ein Fingerspitzengefühl dafür, wie viel man von welcher Algenart nehmen muss. Bei den bretonischen Algen braucht man das Einweichwasser nicht wegzuschütten; es eignet sich hervorragend zur geschmacklichen Verfeinerung von Saucen und Suppen. (Bei bestimmten japanischen Anbietern muss man das Einweichwasser weggießen, da es häufig noch Sand und kleine Muschelteilchen enthält.)

Die wichtigsten Sorten
Wakame (Ouessane, Undaria pinnatifida)

Diese Braunalge wird in der Bretagne gezüchtet; dort heißt sie „Ouessane". Keine japanische Misosuppe ist wirklich perfekt ohne Wakame. Mild, zart und grün ist sie das ideale Meeresgemüse für den „Algen-Anfänger". Die Pailletten eignen sich gut als Beigabe zu Reis; außerdem kann man sie in Marinaden für Fleisch, Gerichte mit Tofu, Geflügel, Fischsuppen usw. verwenden. Im getrockneten Zustand kann die Braunalge leicht mit Kombu verwechselt werden, aber eingeweicht werden aus den leicht gräulichen Blättern schnell leuchtend grüne. Regelmäßig verzehrt, soll sie gegen hohen Blutdruck wirken und Arteriosklerose vorbeugen; außerdem enthält sie zehnmal mehr Calcium als Milch, eignet sich also auch besonders gut zur Vorbeugung gegen Osteoporose.

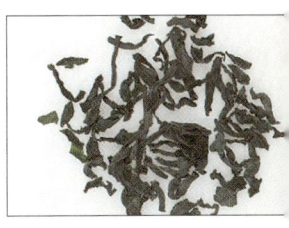

Milder Meeresgeschmack, nicht salzig
Einweichzeit: 5 Min.
oder mehr, wenn man
die Urform der Blätter
wünscht
Garzeit: ab 2 Min.

Kombu breton (Laminaria digitata)

Grün, knackig und mit dem intensivsten Meeresgeschmack ist die bretonische Kombu die Alge, die am meisten vom Verfahren der Gefriertrocknung profitiert; denn für Algen-Anfänger ist sie aufgrund langer Kochzeiten usw. sonst schwierig zu verwenden.

Der Société Aquacole d'Ouessant ist es gelungen, diese Alge wie die anderen zu einer Flockenform zu verarbeiten, sodass man sie nicht lange garen muss, sondern innerhalb weniger Minuten in die Speisen einarbeiten kann. Dennoch sollte man wegen des hohen Jodgehalts unbedingt auf die Menge achten (siehe Tabelle)! Hülsenfrüchte werden durch Beigabe von Kombu schneller weich und außerdem besser verdaulich.

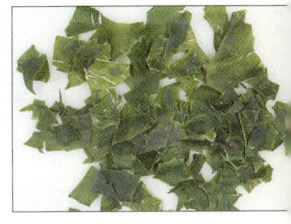

Weichmacher,
Geschmacksverstärker
Einweichzeit: ca.
4 Min.
Garzeit: ab 2 Min.

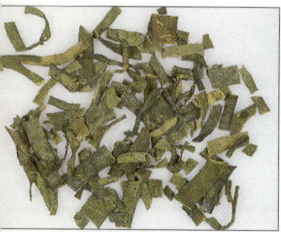

Haricot de mer
(Meeresspaghetti, Extra-Feine des Meeres, Himanthalia elongata)

Schlank und lang, grün wie eine Bohne, eignet diese bretonische Braunalge, die im Frühjahr geerntet wird, sich gut zur Begleitung von Meeresgerichten, aber auch als Zutat zu Getreide und Hülsenfrüchten, die dadurch besser verträglich werden.

Dorschölgeschmack;
Einweichzeit:
3–5 Min.
Garzeit: ab 1 Min.

Allerdings muss die Alge gekocht werden, und ihre Zubereitung braucht daher etwas länger als bei den übrigen Flöckchen.

Meeressalat
(Laitue de Mer, Ulva lactuca)

Subtiler Meeres-
geschmack
Einweichzeit: 5 Min.
oder länger
Garzeit: ab 3 Min.
oder gar nicht

Wenn man im Sommer die grüne Ulva erntet, glaubt man einen Salat im Garten zu pflücken. Hervorragend schmeckt sie im Dampf gegart, mit Zwiebeln gebacken, zu Fischgerichten, in Selleriesalat usw. Für Salatsaucen ebenso wie auf einer Suppe vor dem Servieren ca. 10 Minuten marinieren lassen.

Dulse (Rhodymenia palmata)

Diese sehr eisenhaltige Rotalge wächst an felsigen Ufern an der Atlantikküste, wo sie bereits seit über 1000 Jahren als Nahrungsmittel bekannt ist.

Dulse hat einen würzigen Geschmack und eignet sich wegen ihrer leuchtend rötlich-lila Farbe hervorragend für dekorative Zwecke.

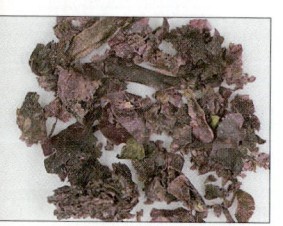

Würziger Geschmack
Einweichzeit: 2–3 Min.

Die Dulse-Alge wird nicht nur in Frankreich, Irland und Schottland als erprobte Hilfe bei Magen- und Darm-

problemen geschätzt. Sie hat nur eine kurze Einweichzeit – je nach Verarbeitung ca. 3 Minuten – und wird
sogar in Kuchen verwendet.

Garzeit: ab 1 Min.
oder gar nicht

Nori
(Porphyra umbilicalis)

Diese Rotalge eignet sich wegen ihres zarten, würzigen Geschmacks gut für „Algen-Einsteiger". Mit ihren
durchschnittlich 35 Prozent Proteinen bereichert sie jede
kleine Fleischmahlzeit.

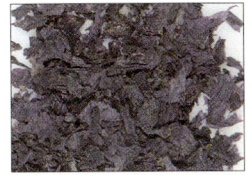

Nicht eingeweicht, kann man sie gegrillt zum Aperitif
reichen oder auf Suppen streuen; hierzu legt man sie direkt in den vorgeheizten Ofen (5 Minuten). Ansonten
wird die bretonische Nori der Société Aquacole d'Ouessant etwa 3 Minuten eingeweicht und anschließend in
die Speisen gegeben.

Kräutergeschmack
Einweichzeit: 2–3Min.
Garzeit: ab 1 Min. oder
gar nicht

Ao-Nori
(Enteromorpha)

Diese Grünalge mit dem zart-würzigen Geschmack ist
reich an Mineralien, vor allem an Eisen. Die Flocken eignen sich gut als Zutat zu Salaten und zum Garnieren von
Gerichten.

Zartes Aroma
Einweichzeit:
2–3 Min.
Garzeit: ab 1 Min.
oder gar nicht

Salade du Pêcheur (Meeressträußchen)

Das Beste vom Besten: ein Cocktail aus Dulse, Nori
und Laitue de Mer, manchmal auch noch mit Wakame.
Das Aroma ist – je nach Menge und Verwendung – mild
bis würzig, die Farbe eine aparte Kombination aus Dun-
kelrot, Grün und Violettrot.

Mild bis würzig
Einweichzeit:
3–5 Min.
Garzeit: ab 1 Min.
oder gar nicht, wenn
vorgeweicht

Avocado-Champignon-Salat
mit Meeresgemüse

*Wenn nicht ausdrück-
lich anders angegeben,
beziehen die Algen-
Zutaten in den folgen-
den Rezepten sich
immer auf Algen-
Flocken (Pailletten).
Sie lassen sich am
einfachsten dosieren
und verarbeiten.*

Diese leckere Vorspeise ist schon in 15 Minuten zubereitet. Noch gesünder ist es, bei der Salatsauce einen Teil
des Olivenöls durch Colza-Rüböl ersetzen (zu beziehen
über Thalasso Plus; Adresse im Anhang).

Zutaten für 4 Personen:
5-g-Beutel Wakame
oder 10 g Dulse-Blätter
2 Avocados
Saft von 2 Zitronen
150 g Champignons
200 ml Olivenöl
Salz, Pfeffer

● Algen 10 Minuten in Wasser einweichen, dann (falls
man Dulse-Blätter verwendet) klein schneiden.
● Avocados halbieren und entkernen, mit einem Esslöffel aushöhlen. Schalen aufheben. Avocadofleisch würfeln, mit dem Saft einer halben Zitrone beträufeln.
● Champignons säubern und kurz in Zitronenwasser
(Wasser mit Saft einer halben Zitrone) waschen, dann
fein schneiden.
● Salatsauce aus Olivenöl, Saft einer Zitrone, Salz und
Pfeffer zubereiten.
● Champignons, Algen und Avocadowürfel mischen,
mit der Sauce würzen und in die ausgehöhlte Avocado
füllen. Salat vor dem Servieren kalt stellen.

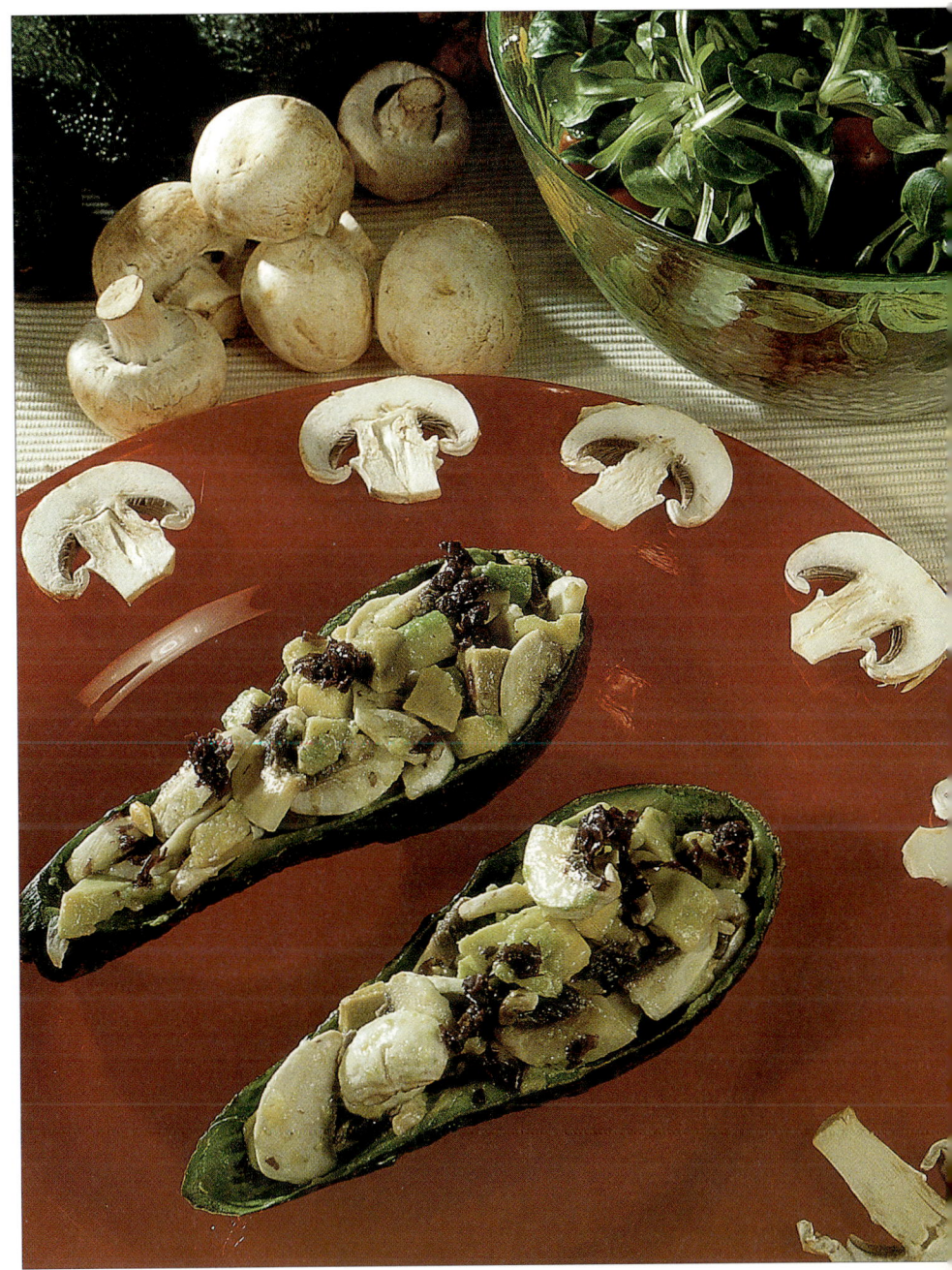

Madame Mireilles Lieblingssalat

Diesen leckeren Salat können Sie nach Wunsch auch als „Meeresfrüchte-Vorspeise" mit Krabben, Muscheln oder kaltem, gegartem Fisch anreichern.

Colza-Rüböl ist durch seinen hohen Anteil ungesättigter Fettsäuren sehr gesund. Erhältlich ist es bei der Firma Thalasso Plus (Adresse im Anhang).

Zutaten für 4 Personen:

1–2 g Salade du Pêcheur

3 Stangen Chicoréesalat

Rucola-Salat nach Belieben (z. B. 2 Blatt Rucola auf ein großes Blatt Chicorée)

1 knapper EL Balsamicoessig

2–3 EL Olivenöl

2 EL Colza-Rüböl

evtl. 1 TL Senf

Salz, Pfeffer.

● Die Algenmischung 3 Minuten in warmem Wasser einweichen.

● Den Chicoréesalat in 1–2 Finger breite Streifen schneiden und je nach Geschmack Rucola hinzufügen.

● In der Zwischenzeit eine Vinaigrette aus Essig, Öl, je nach Geschmack Senf und den Gewürzen bereiten. Über den Salat geben, Algen hinzufügen und vorsichtig umrühren.

Taboulé nach bretonischer Art

Probieren Sie doch mal dieses mit Algen verfeinerte Taboulé (Salat mit Couscous oder Hirse)! Das Rezept braucht etwa 30 Minuten Vorbereitung (plus 2 Stunden Ruhezeit).

Zutaten für 4 Personen:
200 g Hirse
5 g Meeressalat
1 Salatgurke
200 g Tomaten
1 Dose Thunfisch in Öl
Saft von 3 Zitronen
Salz, Pfeffer
$^1/_2$ Beutel Wakame (2,5 g)
4 EL Colza-Rüböl
4 EL Olivenöl

● Die Hirse nach Vorschrift (ca. 15–20 Minuten) kochen. Den Meeressalat 5–10 Minuten einweichen.
● Die Gurke schälen, halbieren, entkernen und in 1 cm große Würfel schneiden. Die Tomaten enthäuten, entkernen und ebenfalls in 1-cm-Würfel schneiden.
● Den Thunfisch mit der Gabel zerbröckeln.
● Gurke, Tomaten, Thunfisch und Meeressalat miteinander vermischen, das Ganze mit Zitronensaft beträufeln und mit Salz und Pfeffer würzen.
● Alle Zutaten mit der Hirse mischen und für mindestens 2 Stunden zum Marinieren in den Kühlschrank stellen. „Lüften" Sie das Taboulé alle halben Stunden mit einer Gabel.
● In der Zwischenzeit die Wakame in heißes Wasser geben und 2–3 Minuten aufkochen lassen. Dann abgießen und abkühlen lassen.
● Vor dem Servieren fügen Sie die Öle zum Taboulé hinzu und heben die Wakame unter.

Tipp des Kellermeisters: Um das Meeresaroma richtig zur Geltung zu bringen, empfiehlt es sich, zu Algengerichten rassige, kräftige Weine ohne übermäßig viel Gerbsäure zu servieren. Als Aperitif eignet sich ein prickelnder Wein, der trocken sein muss, oder Champagner, evtl. auch ein trockener Weißwein.

Mit Meeresüberraschungen gefülltes Baguette

Dieses Rezept eignet sich hervorragend als Mitbringsel fürs kalte Büffet oder als kalte Vorspeise. Das Baguette ist in einer halben Stunde zubereitet.

Zutaten für 8–10 Personen:
5-g-Beutel Wakame
10 g Dulse-Blätter
1 Baguette
200 g Butter
50 g Anchovis
180 g geräucherter Fisch
2 hart gekochte Eier
Salz, Pfeffer

● Lassen Sie die Algen 5 Minuten (Wakame) bzw. 2–3 Minuten (Dulse) quellen und 3–5 Minuten im Einweichwasser köcheln, dann zerkleinern Sie die Dulse-Blätter.
● Vom Baguette die Endstücke abschneiden und aufheben. Das Brot zu einer Röhre mit 2–3 cm starkem Rand aushöhlen. Die Brotkrumen mit der Hand zerbröseln, beiseite stellen.
● Butter und Anchovis zu einer Paste verarbeiten. Geräucherten Fisch und Eier würfeln. Brotkrumen und Algen hinzufügen, mit Salz und Pfeffer würzen.
● Diese Masse in das ausgehöhlte Baguette füllen. Das Brot wieder mit den Endstücken verschließen.
● Baguette kurz in den Kühlschrank legen und dann in Scheiben schneiden.

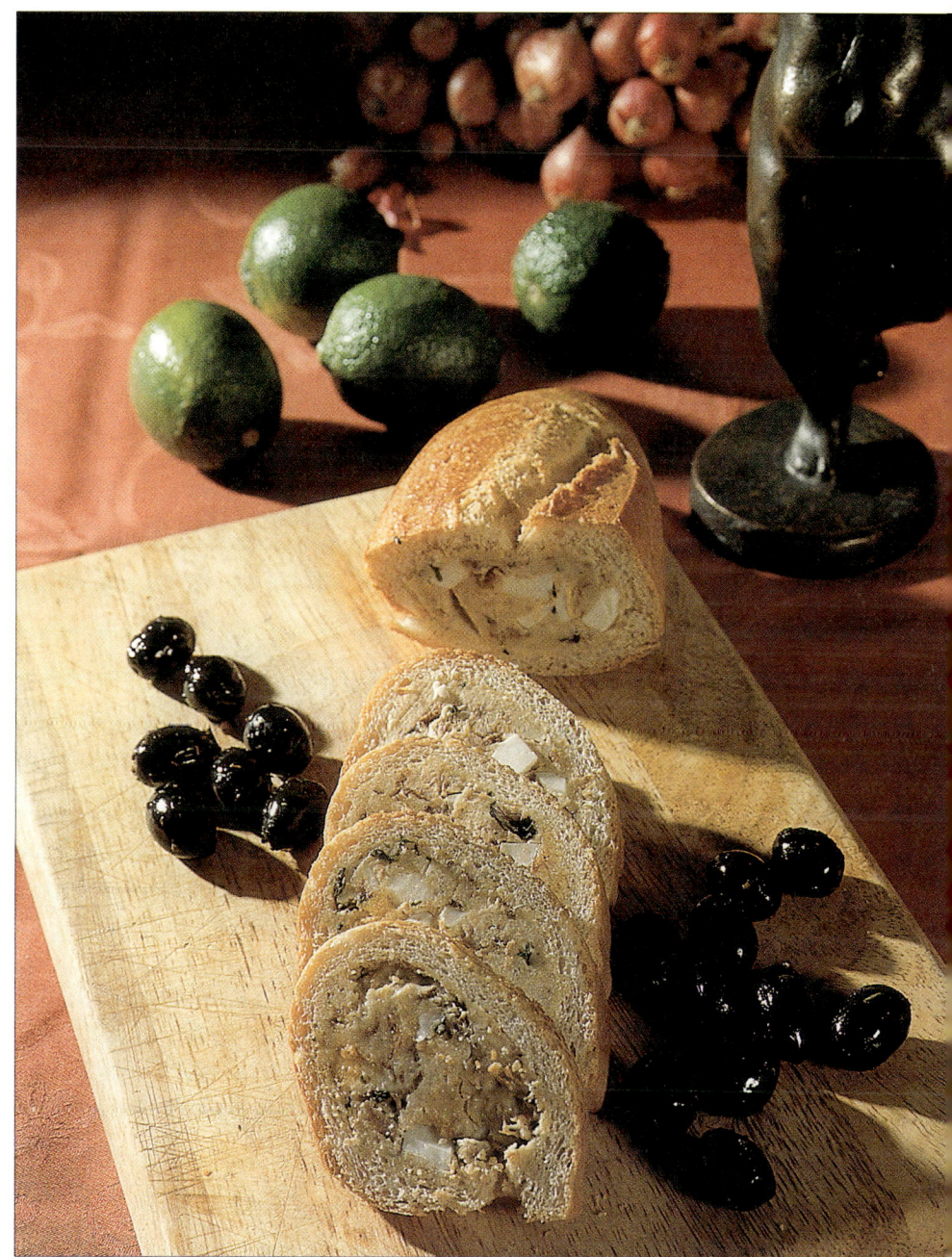

Meerescocktail

Krabbencocktail einmal anders! Dieses Rezept braucht ca. 20 Minuten Vorbereitungszeit.

Zutaten für 4 Personen:
10 g Dulse-Blätter oder 5-g-Beutel Wakame
1 Kopfsalat
2 Äpfel
Saft von 2 Zitronen
2 Eigelb
1 EL Senf, 200 ml Öl
20 ml Essig
Salz, Pfeffer, Ketchup (nach Geschmack)
40 ml Calvados
100 ml Crème fraîche
250 g geschälte Krabben, abgetropft

● Algen 10 Minuten in Wasser einweichen, dann (falls Sie Dulse-Blätter verwenden) zerkleinern.
● Kopfsalat in Streifen schneiden.
● Äpfel schälen, in Würfel schneiden und mit dem Saft einer Zitrone beträufeln. Beiseite stellen.
● Für die Mayonnaise Eigelb mit dem Schneebesen schaumig rühren, Senf hinzufügen. Dann das Öl zunächst nur vorsichtig und tropfenweise mit der Eimasse verquirlen, da sonst die Mayonnaise gerinnt. Zum Schluss Essig, Salz, Pfeffer, Ketchup, Calvados, Crème fraîche und den Saft der zweiten Zitrone hinzufügen.
● Vier hohe Gläser mit dem Kopfsalat, den Apfelwürfeln, den Krabben, den Algen und der Mayonnaise füllen. Zur Dekoration eine Scheibe Zitrone auf den Glasrand stecken. Salat vor dem Servieren kalt stellen.

Meeresgemüse in Blätterteig

Diese leckere warme Vorspeise, die auch sehr gut als Häppchen zum Aperitif gereicht werden kann, ist etwas aufwendiger: Sie müssen mit etwa 45 Minuten Vorbereitungs- und 15 Minuten Kochzeit rechnen.

Zutaten für 4 Personen:
5-g-Beutel Wakame oder 3 EL Meeressalat
200 g Kabeljaufilet
50 g Schalotten
100 g Lauch (nur die weißen Teile verwenden)
50 g Butter
50 ml Weißwein
100 ml Crème fraîche
1 Eigelb
Salz, Pfeffer
350 g Blätterteig
1 ganzes Ei (zum Bestreichen)

- Algen in warmem Wasser quellen lassen.
- Erst den Fisch, dann das Gemüse und die Algen in der Küchenmaschine zerkleinern.
- Butter schmelzen, Algen und Gemüse darin 2–3 Minuten unter vorsichtigem Umrühren dünsten, ohne dass sie Farbe annehmen. Fisch hinzufügen und nochmals 2–3 Minuten dünsten.
- Gießen Sie den Weißwein dazu, und lassen Sie das Ganze einkochen. Crème fraîche hinzufügen und unter ständigem Rühren weitere 2–3 Minuten dünsten.
- Von der Kochstelle nehmen, verquirles Eigelb unterziehen und die Mischung mit Salz und Pfeffer würzen. Abkühlen lassen.

● Teig in Rechtecke von 10 x 5 cm schneiden. Einen Esslöffel Füllung auf jedes Stück geben, Ränder mit Wasser befeuchten und zusammenfalten.

● Die Oberseite der Teigtaschen mit dem ganzen Ei bestreichen, die Teigränder mit dem Messer leicht einritzen.

● Bei 200 °C ca. 10–15 Minuten backen.

Fischer-Quiche

Überraschen Sie Ihre Gäste doch einmal mit dieser ungewöhnlichen Fisch-Quiche, für deren Vorbereitung Sie etwa 40 Minuten (plus 25 Minuten Backzeit) einplanen sollten.

Zutaten für 4 Personen:
Teig:
110 g Mehl
55 g Butter
1 Eigelb
25 ml Wasser
Salz
Füllung:
400 g ganze Miesmuscheln
100 ml Weißwein
80 g Räucherlachs
100 ml Crème fraîche
10 cl Milch
1 Eigelb + 1 ganzes Ei
Salz, Pfeffer
100 g abgeschälte Krabben
3 EL Meeressalat oder 5-g-Beutel Wakame

- Mehl, zimmerwarme Butter, Eigelb, Wasser und Salz zu einem Mürbeteig verkneten, eine Kugel formen und 1 Stunde an einem kühlen Ort ruhen lassen.
- Miesmuscheln im Wein kochen, bis sie sich öffnen (Muscheln, die nach dem Kochen geschlossen bleiben, nicht verwenden!), und beiseite stellen. Fisch in Streifen schneiden. Crème fraîche, Milch, Ei, Eigelb, Salz und Pfeffer verquirlen.
- Teig in eine gefettete Springform (20 cm Durchmesser) legen, darauf die ausgelösten Muscheln, Fisch, Krabben und Algen verteilen. Vorsichtig die Eimasse darauf gießen.
- 5 Minuten bei 250 °C und 15–20 Minuten bei 200 °C backen.

Schnelles Gemüsesüppchen

Servieren Sie diese Blitzterrine wahlweise als Kaltschale mit Eiswürfeln im Sommer oder gewärmt im Winter.

Zutaten für 2 Personen:
5-g-Beutel Wakame
2 Weißkohlblätter, roh oder blanchiert
2 große Blätter Kopfsalat
Tamari oder Algenmeersalz
Kräuter der Provence

- Die Algen 5 Minuten einweichen.
- Kohl- und Salatblätter zusammen mit den Algen und dem Einweichwasser im Mixer pürieren.
- Die Suppe nach Geschmack mit Wasser auffüllen, aufkochen und anschließend kurz köcheln lassen.

Tamari ist eine kräftige Sojasauce (in Reformhaus, Asien-Shop oder Feinkostgeschäft erhältlich). Algenmeersalz kann man ebenso wie sämtliche in den Rezepten genannte Algen bei der Firma Thalasso Plus bestellen.

● Zum Würzen beliebig Tamari oder Algenmeersalz und Kräuter der Provence hinzufügen.

Algen-Tofu-Suppe

Diese delikate Suppe haben Sie in einer halben Stunde gezaubert (davon 10 Minuten Vorbereitung).

Miso ist eine milchsauer vergorene Paste aus Sojabohnen, Salz und gewöhnlich noch einer Getreideart und wird ähnlich wie Sojasauce verwendet (erhältlich in Asien-Shops, Reformhäusern oder Feinkostgeschäften).

Zutaten für 4 Personen:
5-g-Beutel Wakame
200 g Tofu natur
ca. 2 EL Sojasauce
1 Stange Lauch
1 Rettich
2 TL Miso

● Die Algen ca. 8 Minuten in einer Tasse Wasser einweichen. Den in kleine Würfel geschnittenen Tofu in der Sojasauce marinieren.

● Schneiden Sie den Lauch sehr fein, und bringen Sie ihn zusammen mit den Algen und dem Einweichwasser zum Kochen.

● Nach 5 Minuten den marinierten Tofu dazugeben und nochmals 3 Minuten köcheln lassen.

● 4 große Suppentassen Wasser hinzufügen und nach Belieben Rettich hineinreiben, weitere 3 Minuten köcheln lassen.

● Zum Schluss fügen Sie Miso hinzu und lassen die Suppe noch 2 Minuten köcheln.

Gemüse-Terrine aus dem Garten des Meeres

Diese sehr dekorative „erstarrte" Terrine sollten Sie schon am Vortag zubereiten, damit die Sülze fest werden kann (dauert etwa 4 Stunden). Planen Sie außerdem eine halbe Stunde für die Vorbereitung und 15 Minuten Kochzeit ein.

Zutaten für 4–6 Personen:
250 g junge Karotten
250 g extra-feine Bohnen
250 g Brokkoli-Röschen
250 g Maiskörner
10 g Agar-Agar
5 g Court-Bouillon-Algengewürz
(aus jeweils 50 % Algen und 50 % Kräutern)
3 TL Shoyu-Sojasauce
1 Prise Algenmeersalz
Zur Dekoration: ein paar Karottenscheiben, einige Blätter Meeresalat (10–15 Minuten eingeweicht) oder feine Streifen Ao-Nori

Agar-Agar, hergestellt aus Rotalgen, dient schon seit Jahrhunderten in der Küche als Geliermittel (erhältlich im Reformhaus und bei Thalasso Plus).
Court-Bouillon-Algengewürz besteht jeweils zur Hälfte aus einer Algenmischung und Kräutern der Provence (zu beziehen über Thalasso Plus).

- Die Gemüse im Dampf garen.
- Agar-Agar (natürliches Geliermittel aus Meeresalgen) mit $1/_2$ l Wasser, dem Court-Bouillon-Algengewürz und der Sojasauce zum Kochen bringen und 5 Minuten köcheln lassen.
- Diese Mischung bei Zimmertemperatur abkühlen lassen (bis zu 45 Minuten), bis sie zu gelieren beginnt.
- Belegen Sie den Boden einer feuerfesten Glasschüssel mit den zur Dekoration bestimmten Karottenscheiben und Algen, und geben Sie etwas Gelee darüber. Stellen Sie die Terrine einige Zeit kalt.

- In der Zwischenzeit die Gemüse zerkleinern.
- Jetzt schichtweise Gemüse in der Schüssel verteilen und mit dem Agar-Agar-Gelee übergießen. Im Kühlschrank fest werden lassen (dauert etwa 4 Stunden).
- Vor dem Servieren tauchen Sie die Schüssel kurz in heißes Wasser: So lässt sich die Terrine leicht stürzen.

Bretonischer Gemüseeintopf à la mer

Dieser bunte Eintopf wird besonders gesund, wenn Sie ihn mit Carragheen andicken

Carragheen, ein natürliches Geliermittel aus Rotalgen, stärkt die Atmungsorgane und schützt die Darmwände (zu beziehen über Thalasso Plus).
Shoyu-Sojasauce ist viel milder als Tamari. Kaufen können Sie die beiden Gewürze in Asien-Läden, Reformhäusern oder Feinkostgeschäften.

Zutaten für 4 Personen:
2 Teltower Rübchen
300 g Brokkoli oder Rosenkohl
3 Tassen Kürbis oder frische junge Möhren, in Stücke bzw. Scheiben geschnitten
2 Zwiebeln
5 g Salade du Pêcheur
5 Suppentassen Gemüsefond, Court-Bouillon-Algengewürz oder stilles Mineralwasser
Shoyu- oder Tamari-Sojasauce

- Das Gemüse und die Zwiebeln zerkleinern.
- Die Algenmischung (Salade du Pêcheur) mit Zwiebeln und Gemüsefond, Court-Bouillon oder Mineralwasser zum Kochen bringen und 5 Minuten köcheln lassen.
- Das Gemüse lagenweise dazugeben, mit der Sojasauce würzen. 20 Minuten köcheln lassen.
- Bei reichlicher Flüssigkeitsbildung nach Bedarf mit etwas Carragheen andicken.

Bretonische Bouillabaisse mit Wakame

Eine Delikatesse für alle Fisch-Gourmets: unsere Variante der berühmten französischen Bouillabaisse (Fischsuppe). Wenn Ihnen das Kochen des Fischsuds zu aufwendig ist, können Sie auch einen fertigen, guten Fischfond (mindestens 2 Gläser) verwenden. Und noch ein Tipp: Nehmen Sie mehrere Sorten Fisch – dann wird Ihre Suppe noch würziger!

Zutaten für 4–6 Personen:
1 Zwiebel
5 g Court-Bouillon-Algengewürz
einige Pfefferkörner
4 Lorbeerblätter
8 Stängel Petersilie
etwas Safran
800 g Fleisch von weißem Fisch
(Kabeljau, Dourade oder Rotbarsch; ganzen Fisch verwenden, ausnehmen, Gräten und Kopf aufheben)
2 Tomaten
2 Kartoffeln
1–2 EL kaltgepresstes Olivenöl
Algenmeersalz, Pfeffer

● Bereiten Sie zunächst einen Fischfond folgendermaßen zu. Bringen Sie 6 große Tassen Wasser in einem hohen Topf zusammen mit einer halben Zwiebel und der Hälfte der Kräuter und Gewürze zum Kochen. Fügen Sie erst dann die sorgfältig gesäuberten Gräten und den Fischkopf hinzu, und lassen Sie den Sud 20 Minuten kochen. Wenn nötig, zwischendurch abschäumen. Danach durchsieben.

● In der Zwischenzeit zerkleinern Sie die Tomaten, halbieren die Kartoffeln und schneiden den Fisch in mundgerechte Stücke. Weichen Sie die zweite Hälfte des Court-Bouillon-Algengewürzes 5 Minuten ein.

● Die andere Zwiebelhälfte hacken und im Öl anschwitzen.

● Gemüse zu der Zwiebelschmelze geben und mit Fischfond aufgießen. Restliche Petersilie, Lorbeerblätter, Pfefferkörner und Safran dazugeben.

Wenn Sie mögen, können Sie kurz vor dem Servieren kleine Weißbrot-Croûtons über die Suppe streuen.

● Kurz bevor die Kartoffeln gar sind, Petersilie und Lorbeerblätter entfernen. Geben Sie den Fisch in die Suppe, lassen Sie die Bouillabaisse langsam garen. Erst mit Salz und Pfeffer würzen, wenn der Fisch gekocht ist.

Kartoffel-Meeresgemüse-Gratin

Dieser ungewöhnliche Auflauf, der sich auch als Beilage eignet, ist schon in einer Viertelstunde zubereitet.

Zutaten für 4 Personen:
1 kg Kartoffeln
400 ml Milch
20 g Butter oder Margarine
5-g-Beutel Wakame oder 4 EL Meeressalat
1 Knoblauchzehe
1 kleines Glas Muscadetwein
2 Eigelb
200 ml Crème fraîche
Salz, Pfeffer
100 g geriebener Emmentaler (kann auch weggelassen werden)

- Kartoffeln schälen und und in 2–3 mm dicke Scheiben schneiden.
- Bringen Sie die Milch mit den Kartoffeln in einer gebutterten Auflaufform zum Kochen, und geben Sie dann die uneingeweichten Algen und die zerdrückte Knoblauchzehe hinzu.
- Form mit Alufolie bedecken und im Backofen bei 200 °C ca. 30 Minuten backen.
- Kartoffeln mit Wein angießen, Eigelb mit Crème fraîche, Salz und Pfeffer verquirlen und ebenfalls über die Kartoffeln geben, dann nach Wunsch den Käse darüber streuen.
- Den Auflauf nochmals für ca. 10 Minuten in den Backofen schieben (bis er eine goldbraune Farbe bekommt).

Lachsschnitzel mit Wakamesauce

Für dieses leckere Gericht muss man etwa 30 Minuten Vorbereitungszeit rechnen.

Zutaten für 4 Personen:
4 Lachsfilets à 150 g
5-g-Beutel Wakame
1 Glas Muscadetwein
500 ml Fischfond (Glas)
2 Schalotten
200 ml Crème fraîche
40 g Butter (oder Quark, wenn Sie Diät halten)
Salz, Pfeffer
einige Spritzer Zitronensaft, 100 ml Olivenöl

- Lachsschnitzel zwischen 2 Bögen Plastikfolie flach klopfen.
- Die Algen etwa 4 Minuten einweichen, dann nach Geschmack 2 Minuten oder länger kochen.
- In einer Pfanne Wein und Fischfond mit den Schalotten zu einer sirupartigen Konsistenz einkochen. Die Crème fraîche dazugeben und wieder einkochen, bis die Sauce dickflüssig wird.
- Die Algen hinzufügen und weitere 5 Minuten kochen.
- Von der Kochstelle nehmen, Butter stückchenweise mit dem Schneebesen unterziehen, mit Salz, Pfeffer und Zitronensaft abschmecken.
- Lachsschnitzel im nicht zu heißen Öl auf beiden Seiten 2–4 Minuten braten (je nach Dicke auch mehr), mit Salz und Pfeffer würzen. Anschließend abtropfen lassen und mit Küchenpapier abtupfen. Mit der Wakamesauce servieren.

Weitere Tipps aus der Algenküche

- Sauerkraut wie üblich zubereiten, jedoch Wacholderbeeren durch Kombu breton und Ao-Nori oder Meeressalat ersetzen.
- Bereichern Sie Ihre Nudelgerichte mit grünem Meeressalat und rotem Nori – eine Freude für Augen und Gaumen gleichermaßen!
- Auch zu Reis, Hirse, Kartoffelgerichten, Omelettes, Soufflés und Pasteten passen Meeressalat und Nori.
- Versuchen Sie doch einmal einen Klecks „Algenbutter" auf Ihrem Steak, Schnitzel oder Fischfilet. Dazu einfach Algenflocken (jede Sorte ist geeignet) mit der

Gabel in die zimmerwarme Butter einarbeiten, danach kühl stellen.
- Alle gratinierten Gerichte (überbackene Kartoffeln, Gemüse, Ragouts usw.) freuen sich über die gesunde Beilage von Algen (mindestens 5 g für ein 4-Personen-Gericht).

Und zum Schluss: die Desserts

- Algen lassen sich hervorragend nicht nur in Brot, sondern auch in Kuchen einarbeiten. Leckeres Algengebäck und auch Schokolade mit Algen gibt es übrigens schon fertig zu kaufen (z. B. bei Thalasso Plus).
- Versuchen Sie auch einmal kleine Mengen von Ao-Nori in Ihrem Pudding!
- Sorbets wie üblich zubereiten und Dulse oder noch einfacher Cytofiltrat der Alge Delesseria sanguinea (10-ml-Fläschchen; zu beziehen bei Thalasso Plus) dazugeben.
- Und hier noch eine leckere Dessertcreme: $1/_2$ l Milch mit 3 g Chondrus crispus (bei Thalasso Plus) 10 Minuten kochen lassen, dann durchsieben. 30 g geriebene Schokolade sowie Vanille- oder Mokkaextrakt dazugeben und im Kühlschrank bis zum Abend ruhen lassen.

Algenprodukte und Bezugsquellen

Essalgen und Produkte für Thalasso-Anwendungen:

Thalasso Plus, Kaiserstraße 7, D-66111 Saarbrücken
Tel.: 06 81/3 62 19 u. 3 06 38, Fax: 06 81/37 42 69 u. 5 54 87
(Direktverkauf – internationaler Versand – Groß- und Einzelhandel – Schulungen, auch für Kunden)

Thalasso Farm „Institut Mireille", Steigenberger Badischer Hof, Lange Straße 47, D-76530 Baden-Baden, Tel.: 0 72 21/2 22 26 , Fax: 0 72 21/2 36 65, (alle Thalasso-Therapieanwendungen und Produktverkauf für Endverbraucher; kein Versand / Thalasso-Seminare)

Bei diesen beiden Adressen können Sie Essalgen und Thalasso-Plus-Algenprodukte bestellen; außerdem erhalten Sie kostenlose telefonische und persönliche Beratung zum Einsatz der Thalasso-Therapie bei kosmetischen und gesundheitlichen Problemen sowie Adressen von Ärzten und Kosmetik-Instituten, die in dieser Therapie ausgebildet sind. Viele Thalasso-Plus-Algenpräparate sind auch in Apotheken, Naturkostläden und Reformhäusern erhältlich.

Fachliche Informationen für Ärzte, Apotheker, Heilpraktiker, Kosmetiker, Thalasso-Therapeuten, Kliniken:

Labor für Meeresforschung Thalasso plus
Kaiserstraße 7, D-66111 Saarbrücken, Tel.: 06 81/37 24 75, Fax: 06 81/5 54 87

CNRS (Centre National de Recherche Scientifique)
(staatlich-wissenschaftliches Forschungsinstitut)
Quai Anatole France, 75007 Paris

CNRS (Centre National de Recherche Scientifique)
Presqu'île de Pen Lan, BP 3 – 22610 Pleubian,
Côtes d'Armor, Bretagne, Tel.: 0 03 32/96 22 93 50,
Fax: 0 03 32/96 22 84 38

IFREMER (Institut Francais de Recherche pour
l'Exploitation de la Mer), Rue de l'Ile d'Yeu,
44037 Nantes Cedex, Tel.: 0 03 32/40 74 99 81

Süßwasseralgen (Chlorella und Spirulina):

*„Spirulina platensis Hau" und „Chlorella Hau" als Tabletten oder
in Pulverform erhältlich; Spirulina gibt es auch ergänzt mit
Chrom, Selen oder Zink; in der Apotheke erhältlich.*
    *Außerdem: „Spiruskin" (ein Hautpflegeprogramm auf Spiruli-
na-Basis). Informationen bei:*

Sanatur GmbH, Georg-Fischer-Str.40 a, D-78224 Singen,
Tel.: 0 77 31/87 83-0, Fax: 0 77 31/87 83 81

Register